"十二五"国家重点图书出版规划项目

中医优势治疗技术丛书

◆ 总主编 周 然 张俊龙

耳 针

编著 张卫东

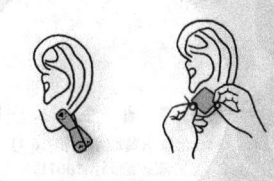

科学出版社

北 京

内 容 简 介

耳针疗法是中医独具特色的优势技术,简便易行、经济实用;既可治疗疾病,又可防病保健。全书力求重点突出,简便实用,主要介绍了耳针技术的基本知识、操作方法及在近百种疾病中的具体运用。

本书图文并茂,深入浅出,适用于广大中医临床针灸医生、针灸爱好者及家庭自疗者参考。

图书在版编目(CIP)数据

耳针／张卫东编著. —北京：科学出版社,2014.6
(中医优势治疗技术丛书／周　然,张俊龙主编)
ISBN 978-7-03-041197-6

Ⅰ. 耳…　Ⅱ. 张…　Ⅲ. 耳针疗法　Ⅳ. R245.32

中国版本图书馆 CIP 数据核字(2014)第 128303 号

责任编辑：郭海燕　曹丽英／责任校对：桂伟利
责任印制：赵　博／封面设计：王　浩
绘图：北京眺艺企业形象策划工作室

科学出版社 出版
北京东黄城根北街 16 号
邮政编码：100717
http://www.sciencep.com
北京虎彩文化传播有限公司 印刷
科学出版社发行　各地新华书店经销

*

2014 年 6 月第 一 版　开本：B5(720×1000)
2024 年 1 月第七次印刷　印张：11 1/2
字数：204 000
定价：35.00 元
(如有印装质量问题,我社负责调换)

《中医优势治疗技术丛书》总编委会

总 主 编 周 然　张俊龙

副总主编 张 波　冀来喜　郭 蕾　施怀生　田岳凤
　　　　　　赵建平　雷 鸣

成 员（按姓氏笔画排序）

于晓强　王 军　王玉璧　王海军　韦 玲
毋桂花　成金枝　乔之龙　乔云英　任剑锋
刘 宁　闫川慧　关 芳　许凯霞　芦 玥
李 莉　李 蕾　李希贤　李建仲　李钦青
李晓亮　杨俊刚　吴秋玲　张卫东　张天生
张斌仁　陈筱云　武峻艳　金晓飞　孟立强
赵 琼　侯玉铎　贺文彬　贺振中　袁 叶
柴金苗　高海宁　曹玉霞　葛惠玲　韩国伟
程艳婷　焦黎明　窦志芳　樊凯芳

总 前 言

　　中医学历经几千年的发展，形成了独特的理论体系和完善的治疗技术体系。其治疗技术体系大体分为两类，一为遣方用药。它被作为中医治疗疾病的主体方法。时至今日，我们中医临床工作者诊疗疾病多处方开药，人民群众也多选择服用汤丸膏散等内服药物祛病疗疾。概因理法方药为中医辨证论治体系的高度概括。二为中医优势技术。翻开一部中医学的发展简史，我们不难看到，人们在经历了长期的无数次实践以后，早在新石器时代，就已经会运用针法、灸法、按摩术、止血法这些原始的、朴素的、简单的医疗技术。从砭石到九针，从针刺到药物贴敷，从神农尝百草到丸散膏丹汤饮酒露的制剂技术，从推拿正骨手法到小夹板的应用，这些都是时代的创造、医家的发明，都是当时社会发展条件下的医学领域的领先技术。经过历代医家的不懈努力和探索，这些技术内容丰富、范围广泛、历史悠久，体现了其临床疗效确切、预防保健作用独特、治疗方式灵活、费用比较低廉的特点，传承着中医学的精髓和特色。

　　这些优势技术或散见于民间，或零散于古籍记录，或濒临失传，面临着传承和弘扬的两大难题。2009年，国务院出台的《关于扶持和促进中医药事业发展的若干意见》中就强调指出："老中医药专家很多学术思想和经验得不到传承，一些特色诊疗技术、方法濒临失传，中医药理论和技术方法创新不足。"也有专家痛心疾首地指出，"近年来，中医药特色优势淡化，手法复位、小夹板等'简、便、验、廉'的诊疗手段逐渐消失或失传。"由此可见，传承、发展并不断创新中医技术迫在眉睫、刻不容缓。

　　近年来的医改实践证明，中医药在满足群众医疗保健需求、减缓医药费用上涨、减轻患者和医保负担等方面发挥了很好的作用，缓解了群众看病就医问题，放大了医改的惠民效果。人民群众对中医药感情深厚、高度信赖，中医药作为一种文化已经深深地渗入中国百姓的日常生活当中。中医的一些技术特别是非药物方法，普通百姓易于接受、也易于掌握使用，可获得性强，适用于广大人民群众的养生保健和疾病治疗，很多人自觉不自觉地运用中医药的理念和优势技术进行养身健体、防治疾病。

传承和发展中医药技术是每一名中医药人的使命担当。正如国医大师邓铁涛教授所说："中医之振兴，有赖于新技术革命；中医之飞跃发展，又将推动世界新技术革命"。我们山西中医学院将学科发展的主攻方向紧紧锁定中医药技术创新，不断深化学科内涵建设，凝练学科研究方向，组建优势技术创新研发团队，致力于中医药技术的研究、开发、规范制定和应用推广，以期推动中医药技术的创新和革命，为人民群众提供更多的中医药技术储备和技术应用。

因此，我们组织既有丰富临床经验，又有较高理论素养的专家学者，编写了这套《中医优势治疗技术丛书》。丛书以中医优势治疗技术为主线，依据西医或中医的疾病分类方法，选取临床上常见病、多发病为研究对象，突出每一种优势技术在针对这些常见病、多发病治疗时的操作规程，旨在突出每一项技术在临床实践中的知识性、实用性和科学性。

这套丛书既是国家"十二五"科技支撑计划分课题"基层卫生适宜技术标准体系和评估体系的构建及信息平台建设研究和示范应用"、国家中医药管理局重点学科"中医治疗技术工程学"和山西省特色重点学科"中医学优势治疗技术创新研究"的阶段性研究成果，也是我们深入挖掘、整理中医药技术的初步探索，希望能够指导基层医疗卫生机构和技术人员临床操作，方便中医药技术爱好者和家庭自疗者参考使用。

2014 年 3 月

目 录

上篇 耳针技术概论

1. 耳针技术的学术源流 ························ 2
2. 耳针技术的基本原理 ························ 6
3. 耳的解剖 ······························· 12
4. 耳穴 ································· 17
5. 耳针的器具制备 ·························· 33
6. 耳针操作的技术规范 ······················· 35
7. 耳针技术的操作规程 ······················· 50
8. 耳针技术的适应证与禁忌证 ··················· 60
9. 耳针技术的优势与注意事项 ··················· 62
10. 耳针技术的异常反应及处理 ··················· 65

下篇 耳针技术的临床应用

11. 感冒 ································· 68
12. 咳嗽 ································· 71
13. 原发性高血压 ··························· 75
14. 呃逆 ································· 79
15. 便秘 ································· 81
16. 胃肠神经官能症 ·························· 84
17. 胆囊炎 ······························· 87
18. 神经衰弱 ······························ 90
19. 面肌痉挛 ······························ 93
20. 头痛 ································· 96
21. 坐骨神经痛 ····························· 99
22. 肋间神经痛 ····························· 102
23. 失眠 ································· 104
24. 更年期综合征 ··························· 107
25. 肥胖症 ······························· 110

26	糖尿病	113
27	痛经	117
28	扭伤	119
29	落枕	121
30	颈椎病	124
31	肩周炎	128
32	腰肌劳损	131
33	乳腺增生	133
34	荨麻疹	136
35	痤疮	139
36	黄褐斑	142
37	神经性皮炎	145
38	睑腺炎	148
39	近视	151
40	慢性鼻炎	154
41	慢性咽炎	157
42	牙痛	160
43	耳鸣、耳聋	163
44	戒断综合征	166
45	晕车、晕机、晕船	169
46	竞技综合征	171
47	药源性不良反应	173
48	戒烟	175

上篇 耳针技术概论

1 耳针技术的学术源流

1.1 耳针技术的定义

耳穴是指分布在耳郭上的腧穴，是耳郭表面与人体脏腑经络、组织器官、四肢躯干相互沟通的部位。耳针技术是通过耳郭诊断，用针刺或其他方法刺激耳穴，以达到预防和治疗疾病的一种方法，它是中国古老针灸学的一个重要组成部分，是中国医学宝库中的一份珍贵遗产。

1.2 耳针技术的历史沿革

耳穴、耳穴诊断和治疗疾病在我国古代医学文献中早有记载。历代医家给予不断的发展和补充，使耳针技术逐渐成为了针灸学科中不可缺少的一支力量。近代应用耳穴在诊断、治疗、预防和保健等方面都有了新的发展，并逐渐形成了耳针治疗学体系，成为了别具一格的医学新科学。耳针研究不仅具有提高临床诊疗效果的现实意义，而且对认识经穴实质、揭示人体生命奥秘也具有一定的理论价值。由于耳针有独特的疗效，因此于近代更是得到医学界的广泛应用。回顾耳针的发展史，中国耳针技术经历了一个长期的发展过程。

1.2.1 耳针技术的起源

早在两千多年以前，古代医家就发现了耳郭与人体的内在联系。其中《阴阳十一脉灸经》就有与上肢、眼、颊、咽喉相关联的"耳脉"。至《黄帝内经》（《内经》）时期，不仅将"耳脉"发展成为手少阳三焦经脉，而且对耳与经脉、经别、经筋等的关系进行了比较详细的论述，首次提出了耳针技术诊治疾病的原理。《内经》认为，耳与经络有着十分密切的关系。从经脉循行的规律看，六条阳经或直接入耳中，或布于耳的周围，六条阴经则通过络脉与耳相联系，或通过经别与阳经相合，间接与耳相联系。《灵枢·邪气脏腑病形》曰："十二经脉，三百六十五络，其血气皆上于面而走空窍，其精阳之气上走于目而为睛，其别气走耳而为听。"《灵枢·口问》曰："耳者，宗脉之所聚也。"此外，《内经》中还有对耳穴的描述和耳郭治病的记载。如《灵枢·五邪》曰："邪在肝，两胁中痛……引善掣……取耳间青筋以去其掣。"《灵枢·厥病》曰："耳聋无闻,取耳中。"《灵枢·缪刺论》曰："尸厥……不已,以竹管吹其两耳。"

1.2.2 耳针技术实践经验积累

随着中医理论体系的不断完善,后世医家在《黄帝内经》基础上对耳郭治病的认识也不断加深,并且积累了宝贵的临床实践经验。晋代葛洪的《肘后备急方》中记载:"尸厥之病……以管吹其左耳中极三度,复吹右耳三度,活。"葛洪开创了吹气法救治尸厥的先河,并且还最早记录了耳中填药的方法,"救猝死耳目闭者,捣薤汁而灌于耳中,吹皂荚鼻中,立效。"两晋南北朝时期道教盛行,道教推崇按摩耳郭,认为这是重要的养生祛病方法,该法最早见于公元4世纪中道家许逊著的《灵剑子引导子午记》,其中介绍的"营治城郭法",即耳部按摩。耳灸法最早见于唐代《千金翼方》,"治口㖞,以苇筒长五寸,以一头刺耳孔中,四畔以面密塞之,勿令泄气,一头纳大豆一颗并艾烧之令燃,灸七壮则瘥。患右灸左,患左灸右,耳病亦灸之。"元代危亦林著《世医得效方》,采用"耳垂"为施灸部位,这与现代"面颊穴"的位置极为相近,此外该书还记载了挑耳后红筋治疗赤眼等方法。明代杨继洲《针灸大成》一书中记载:"灸耳尖,治……眼生翳膜,用小艾炷五壮。"其法至今沿用。清代吴尚先《理瀹骈文》中有用半夏、蛇蜕塞两耳治少阳证疟疾的相关记载。

1.2.3 耳针技术理论体系形成

清代张振鋆《厘正按摩要术》中首次记载了通过触知耳郭温度判定病变吉凶的方法,并绘制了历史上第一张耳体相关图及耳部按摩图。该图谱的问世表明我国古代就已经形成了一整套完整系统的理论基础,并不断充实和发展,沿用至今。

1.2.4 耳针技术的现代发展

新中国成立后,随着传统医学的稳步发展,耳穴在研究深度和应用广度上也得到了迅速发展。1958年12月,叶肖麟于《上海中医杂志》上摘译介绍了法国医学博士 P. Nogier 的耳穴图,指出耳穴的分布如倒置胎儿型。此举促进了耳穴在我国的迅速发展。当时所记穴名近50个。在验证法国耳穴的同时,一批新的耳穴名称和刺激点也相继提出,耳穴的数量得到了快速增长。至20世纪70年代末,耳穴名称已达近300个。1972年12月我国第一本耳针专著《耳针》问世,书中的耳针图收集了200多个耳穴——为我国第一张较完整的耳针图。此后一段时间内,由于缺乏统一的标准,而造成了一穴多名、一名多穴及名穴不符等现象。针对这种情况，我国耳针工作者通过探讨耳穴的实际内涵和命名方法，删繁就简，使之逐渐规范化，数量上亦从博返约。1982年12月在哈尔滨成立了"中国针灸学会全国耳针协作小组"——全国性的学术组织。1984年11月在云南昆明召开了新中国成立后首次全国耳针、头针学术会议，并接受联合国卫生组织的委托，制订耳穴国际标准方案图。1987年6月成立了全国耳穴研究会，我国提出的《耳穴国际标准化方案》（草案）在国际上获得通过和推行，使耳针学科日趋规范化。1992年，发布中华人民共和国国家标准《耳穴名称与部位》，按GB/T13734—92国家标准，耳穴为91个。这一耳穴国家标准方案的颁布，是耳针技术发展的一个重要里程碑。迄今为止，耳针技术的应用遍及内、外、妇、儿、五官、皮肤等各科，同时耳针麻醉在中国针刺麻醉领域中占有相当比重。

在耳穴诊断方法上，除传统的耳穴望诊法外，耳穴压痛法、耳穴电测定法、耳穴触摸法、耳穴染色法、耳穴光谱分析法等多种诊疗方法的应用也日趋成熟。

在耳穴刺激方法上，从最初的砭石、竹针发展成毫针刺法、埋针、耳环针、压籽法、线香灸法、割治法、贴敷法、注射法、磁珠疗法、激光照射、低频电刺激法、超声波疗法等丰富的治疗手段。

1.2.5 耳针技术海外研究进展

耳针技术经过临床实践和不断研究，已发展成为一门较完善的专门学科，并在世界近百个国家取得了广泛应用，从亚洲、欧洲到北美洲和大洋洲均有应用。自1965年以来，历次国际针灸会议上都有关于耳针的论文。1975年5月在西德巴特霍姆堡由国际针灸协会和德国针灸协会联合举办的针灸会议上还举办了耳针疗法学习班。1976年5月在里昂召开了德意志、拉美各国针刺和耳针会议，同年在南美阿根廷召开了世界针灸学会国际耳针法大会。1977年在西班牙的马利奥尔卡岛召开了世界耳针法大会。特别是1987年在汉城召开的第四次针灸穴标准化会议上，原则通过了由中国针灸学会提拟的"耳穴国际标准化方案"和1989年10月在北京召开的国际耳针学术会议，标志着在世界范围内耳针学术之发展已进入了一个崭新的阶段。

在针灸教育中，国外许多针灸教科书中都有耳针疗法。法国、西德、日本、奥地利、美国、加拿大及中国香港等国家和地区还出版了有关耳针的专书和挂图。不少国家还创办了专门研究耳针的杂志和出版耳针学专著，如法国的耳针杂志 *Auricular Medicine*，德国针灸学院福兰克、巴尔等不定期出版的耳针专刊，奥地利柯尼希、汪古拉合编的《耳针疗法》，日本的《医道日本》杂志也时常刊登耳针方面文章。其他如美国、苏联等也有不少关于耳针方面研究的资料。

西方医学的进步也带动了耳疗技术的发展。法国是国外应用耳针技术最早的国家——17世纪，该国医学博士，外科医生 P. Nogier（诺吉尔）采用耳郭烧灼的方法治疗坐骨神经痛，后经过6年的研究，并用耳针缓解各种疼痛和治疗高血压、癫痫、月经不调、书写痉挛等病症，进一步扩大了耳针的治疗范围。1946年，美国病理学家 E. L. Potter 曾观察到一些先天性两肾未发育的婴儿具有耳郭低、外形较小、软骨相应少及耳尖呈水平角度等特点，他认为耳郭的外形与内脏发育有一定关系，与"肾开窍于耳"的理论不谋而合。1957年《德国针术杂志》上发表论文，根据压痛法提出耳穴分布大致如一个倒置胎儿形的"耳针治疗点图"，从此耳针传入德国及其他国家，引起了世界学术界的关注。1957年，Sternlieb 及 1976年 Edgar、Lichstein 的报告均指出，耳垂部的斜行皱纹与冠心病有一定关系。Jarricot 和 Pellin 于1970年用穴位探测仪探测出穴位的反应点。古希腊和埃及有人也早注意到外耳与机体整体之间相互联系的美妙关系，古希腊时希波克拉底以割断耳后血管的方法治疗阳痿和男性不育；在古埃及，有针刺耳郭达到使妇女节育的记载。在刺激耳穴的方法上德国、法国强调金针和银针的应用，并注意到了金针、银针作用的不同——金针（补法）用于细胞功能低下，银针（泻法）用于细胞功能亢进。日本医学家认为应从胚胎发育过程来认识耳穴，并注意耳与经络的关系。近年来，耳针疗法在美国较盛行，以治疗减肥、戒烟、解除药物依赖等为主，超声耳针、耳穴埋藏U形针、耳穴振荡法等现代化治疗手段也得到广泛应用。

2 耳针技术的基本原理

2.1 中医学原理

耳郭外联躯体，内联脏腑经络，这是耳针技术用于诊断和防治疾病的主要依据。

2.1.1 耳穴与经络的关系

《灵枢·海论》曰："夫十二经脉者，内属于府藏，外络于肢节。"经络系统遍布于人体各部，几乎无处不到。耳与经络之间有着极为密切的关系，早在两千多年前的《阴阳十一脉灸经》中，就记载了与上肢、眼、颊、咽喉相联系的"耳脉"。到了《内经》时，不仅将"耳脉"发展成了手少阳三焦，而且对耳与经脉、经别、经筋的关系都做了比较详细的记载。《灵枢·经脉》记载，"小肠手太阳之脉……其支者，从缺盆循颈，上颊，至目锐眦，却入耳中。""手阳明之别，名曰偏历……其别者，入耳，合于宗脉。""三焦手少阳之脉，起于小指次指之端……其支者，从耳后入耳中，出走耳前，过客主人，前交颊，至目锐眦。""胃足阳明之脉，起于鼻交頞中……却循颐后下廉，出大迎，循颊车，上耳前，过客主人，循发际，至额颅。""膀胱足太阳之脉，起于目内眦……其支者，从颠至耳上角。""胆足少阳之脉，起于目锐眦，上抵头角，下耳后……其支者，从耳后入耳中，出走耳前，至目锐眦后。"《灵枢·经筋》记载："手太阳之筋，起于小指之上……结于耳后完骨。其支者，入耳中；直者出耳上，下结于颔，上属目外眦。""手少阳之筋，起于小指次指之端……其支者上曲牙，循耳前，属目外眦，上乘颔，结于角。""足少阳之筋，起于小指次指……其支者，别起外辅骨……出太阳之前，循耳后，上额角，交颠上，下走颔，上结于頄。""足阳明之筋，起于中三指……其支者，从颊结于耳前。"《灵枢·经别》记载"手心主之正，别下渊腋三寸……出耳后，合少阳完骨之下。"

由此可以看出手足六阳经与耳直接相连，虽然手足六阴经不直接入耳或分布于耳郭周围，但却通过经别与阳经相合。因此十二经脉都直接或间接上达于耳。另外，足阳明之筋、足少阳之筋、手太阳之筋、手少阳之筋则分别上达耳前、耳后和入耳中。奇经八脉中阴跷脉、阳跷脉并入耳后，阳维脉循头入耳。所以《灵枢·口问》曰："耳者，宗脉之所聚也。"《灵枢·邪气脏腑病形》曰："十二经脉，三百六十五络，其血气皆上于面而走空窍，其精阳气上走于目而为睛，其别气走于耳而为听。"所以可知耳穴是人体经络经过、终止、会合的场所。在现代经络实质研究和针灸临床中，发现针刺耳穴可诱发循十二经脉的感传，而针刺十二经脉，感传亦可以远达于耳，进一步证明了耳与经络的密切联系。20世纪60~80年代，人们认为刺激耳穴内脏点，可诱发相应经脉和其他经脉的感传；或认为同一耳穴可诱导全身十四经每一条经脉感传；或许多耳穴也能诱发同一经脉的感传。20世纪90年代后，随着相关现代科技的提高和介入，耳穴经络感传现象研究进一步深入。用耳穴探测仪测定耳穴时，肝、胆、心、胃、膀胱、肺等均出现经络感传，并且沿同名经脉的路线循行；刺激非耳穴时，未发现经络感传现象，因此认为耳穴定位具有特异性（图1）。

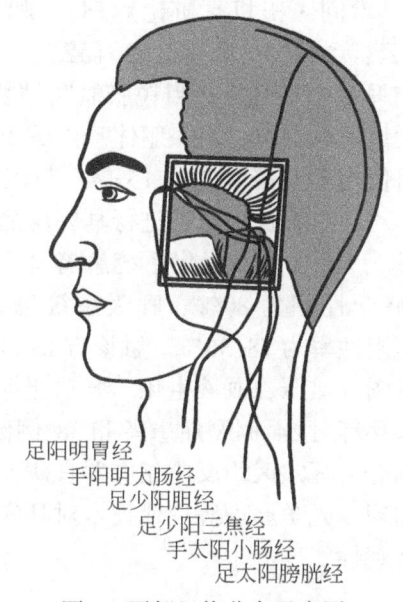

足阳明胃经
手阳明大肠经
足少阳胆经
足少阳三焦经
手太阳小肠经
足太阳膀胱经

图1 耳部经络分布示意图

2.1.2 耳穴与脏腑的关系

耳与脏腑的关系密切，在医学古籍中有详细记载。耳与脏腑在生理上息息相关，需脏腑气血濡养，在病理上不可分割，可以反应脏腑病候，为耳疗技术借耳诊病、借耳防治疾病奠定理论基础。这种与脏腑的紧密联系，充分体现了中医学的整体观念。

耳与脏腑在生理功能上是息息相关的。《灵枢·脉度》曰："肾气通于耳，肾和则耳能闻五音矣。"《素问·金匮真言论》曰："南方赤色入通于心,开窍于耳,藏精于心"。《难经·四十难》曰："肺主声,令耳闻声。"《证治准绳》曰："心在窍为舌,以舌非孔窍,故寄窍于耳,则肾为耳窍之主,心为耳窍之客。"《杂病源流犀烛》曰："耳属足少阴肾之寄窍也。耳所致者精,精气调和,肾气充足,则耳聪。……然肾寄窍于耳,所以聪听,实因水生于金,盖肺主气,一身之气贯于耳。"在《厘正按摩要术》中则进一步将耳分为心、肝、脾、肺、胃五部,认为"耳珠属肾,耳轮属脾,耳上轮属心,耳皮肉属肺,耳背玉楼属肝。"

耳不仅与脏腑的生理活动有关,而且与其病理变化也是不可分割的。《灵枢·口问》曰："胃中虚则宗脉虚……耳鸣。"《素问·通评虚实论》曰："头痛耳鸣,九窍不利,肠胃之所主也。"华佗的《中藏经》也有记述,"肺者……虚则……耳重。"《素问·脏器法时论》曰："肝病者……虚则……耳无所闻,气逆则头痛,耳聋不聪。"《素问·玉机真脏论》曰："脾……不及则令人九窍不通。"《杂病源流犀烛》云："胆……实则口苦耳聋","右聋属足太阳(膀胱)之火";"三焦……实则有耳鸥……耳后近目锐胀痛","大肠实则耳后……皆痛"等。黄丽春对耳郭做了大量的电测定,当人躯体、内脏组织、器官患病时,与病变部位相关的耳穴上电阻值会明显降低10～15倍,与疾病相关的耳穴良导电点和正常部位有明显差异。对各系统疾病患者进行耳郭压痛检查,统计发现,心血管疾病患者耳心穴阳性率为85.35%;消化系统患者耳穴压痛阳性率为84.4%;泌尿系统患者耳肾穴压痛阳性率为80%;呼吸系统患者耳肺穴压痛阳性率为50%;各类患者平均压痛阳性率为78.36%。触诊方面,将3500例患者的耳郭触诊结果与临床化验、心电图、血压、血液生化、肝功能等检查比照,误差率仅为23%,绝大部分吻合。朱兵等对64例癌症患者和38例健康人的20个穴位做同步检测,发现食管、胃和肝的耳穴区均反应相应器官病变的特异性。近年来,运用计算机、数码相机、物理、光学原理等现代技术对耳穴诊断检测手段进行的改进,提高了耳穴诊断的客观性。

2.2 现代医学原理

2.2.1 解剖学基础

(1) 耳郭的神经分布

耳郭的神经支配非常丰富,通过对耳穴神经解剖和组织切片的研究,发现耳郭上有来自脊神经丛的耳大神经、枕小神经,有来自脑神经的耳颞神经、面神经、舌咽神经、迷走神经和来自颈动脉的交感神经。迷走神经、舌咽神经及面神经耳支一般分布在胸、腹腔内脏代表区,耳大神经和枕小神经则一般分布在躯体代表区。三角窝、耳甲艇、耳甲腔处的神经分布较密，神经干较细，耳轮脚起始部及外耳道口的神经干较粗，在耳轮附近软骨边缘的皮下组织中，神经环绕着软骨边缘而分布，耳郭皮肤中分布着游离丛状感觉神经末梢、毛囊感觉神经末梢及环层小体，耳郭软骨中分布着单纯型和复杂型丛状感觉神经末梢及环层小体，耳肌及肌腱中存在有单纯型及复杂型丛状感觉神经末梢、高尔肌腱器官、鲁菲尼（Ruffini）样末梢及肌梭。各类神经分支相互重叠、吻合，交织成网状的神经丛，使耳郭与躯体神经、中枢神经有密切的联系。当刺激耳穴上的各种感受器时，各种感觉冲动就会传递到中枢神经系统，通过中枢的整合作用来调节全身脏腑和躯干四肢的各种活动，而达到防治疾病的目的。

(2) 耳郭的动脉分布

耳郭的动脉，主要来自颈外动脉的分支——颞浅动脉与耳后动脉。两者各分上、中、下三支，分别供应耳郭上、中、下三段的正背两面。耳郭动脉血管壁上都缠绕有粗细不等的交感神经纤维，因此，内脏发生疾患时，在耳郭的相应部位供血会产生变化，发生微循环改变，如充血、红晕等。耳郭血管丰富，故耳背（动脉或经脉）放血疗法可以治很多疾病，这是由于放血刺激了交感神经纤维或改变了局部血液供应情况，从而影响了机体病理进程，促进了机体康复。

2.2.2 实验室研究

1）耳穴与患病脏腑、器官等的内在联系是多层次的，从小到微观的化学元素、组织化学、组织细胞的变化，到大至宏观肉眼可见，都显示这种联系。在肉眼层次上，患病脏腑相应耳穴局部可出现变形、变色或脱屑；在组织细胞层次上，患病脏腑相应耳穴的皮肤角质层变薄，甚则消失，生发层和棘层细胞增生变厚；在组织化学层次上，患病脏腑相应耳穴组织酸性磷酸酶和过氧化物酶水平提高；在化学元素层次上，在患病脏腑相应耳穴上可测出锌、铁、钙的变化。

2）在耳郭不同部位耳穴皮下注射 HRP（辣根过氧化物酶），可在相应神经节内发现 HRP 酶标细胞，其分布结果与耳郭皮肤神经支配来源完全吻合。此外还发现支配内脏的神经纤维与来自耳穴刺激的神经冲动在中枢部投射于相同或邻近的神经元，从而揭示耳郭的耳甲和支配内脏的交感干神经节之间存在着神经通路，进一步解释了利用耳穴诊治许多内脏疾病的机制。

3）通过耳穴电特性模型，揭示耳穴在生理状态下具有高电阻、小电容和高电位特性，在病理状态下则相反，人体某处患病时，在相应耳穴上会出现导电量增高的良导点，当注射抑制交感神经的药物后，耳穴导电量则降低，而注入抑制副交感神经的药物后，交感神经则相对兴奋，导电量又增高。从而说明针刺耳穴所产生的效应与自主神经系统的调节是分不开的，并具有超节段性的特点。此外，耳穴电特性三参数（电阻、电容和电位）测定不仅可以定位和鉴别病变，而且还可以发现躯体、内脏的生理或病理变化在耳郭上的表现不只是限于一个穴位，常涉及多个穴位，呈群点现象，这与经络脏腑理论相符。

4）通过HRP（辣根过氧化物酶）神经追踪法研究，揭示耳针的作用基础是位于中枢神经内的三个感觉整合中枢，即脊髓灰质后角的初级整合中枢、脑干内躯体感觉和内脏感觉核的整合的皮质下中枢、脑干内网状结构中网状核之间的整合是感觉整合的基础生命活动中枢。此外实验结果还显示刺激耳穴后可明显改变体内5-羟色胺（5-HT）、去甲肾上腺素（NE）以及各类免疫球蛋白和激素等的水平，从而说明耳针刺激不仅影响中枢神经系统功能状态，而且通过丘脑系统调节交感和副交感神经的平衡，通过丘脑-垂体系统，影响体液中激素的动态平衡，来激发机体内非特异免疫反应，增强机体的免疫能力，从而调动机体主观能动性，抗御病邪恢复健康。

2.2.3 耳针作用原理的学说

（1）生物电学说

生物体内广泛、繁杂的电现象是正常生理活动的反映，在一定条件下，从统计意义上说生物电是有规律的，一定的生理过程，对应着一定的电反应。因此，依据生物电的变化可以推知生理过程是否处于正常状态。同理，耳针疗法的诊断中临床医生通过对患者耳郭的观察找出阳性反应点从而推断病情，以及通过仪器测量出耳郭上的低电阻点来帮助判断病位都是从生物电学说的角度来解释耳针疗法的机制。生物电学说：当组织器官有病时，其异常的生物电沿经络通道反应到耳穴，表现为某耳穴电阻降低。针刺这些耳穴，所产生的电位差和创伤电流又沿经络传至组织或器官，起到治病作用。

（2）生物全息律学说

这是最近比较热门的一种学说，它认为耳穴分布犹如一个倒置的胎儿。通过全息反射路，耳穴阳性反应点不仅可以反映人体的某些疾病，而且通过对这些阳性反应点的调整，还可以治疗体内的某些疾病。

（3）闸门控制学说

该学说认为中枢神经系统在接收伤害性的刺激时，会根据当时中枢神经系统的功能状态作出主动的应答：或使疼痛加重，或使疼痛减轻。这可以解释耳针镇痛的机制。

（4）德尔他反射学说

德尔他反射是用胶布将电子测温计探头固定在耳郭的手、足、膝、腹等区点上，每次固定一个探头，等测温计指针稳定后，于双手或足、膝等部位，用冷、热或针扎进行刺激，则见 10~15 秒内，耳郭上与受刺激部位的相应区域皮温上升 1~5.5℃，维持时间不等，最长可达 2 小时以上，并有个体差异，而不相应的区域未见温度升高，同样刺激耳郭某区点亦可在相应的躯体上出现皮温升高。从德尔他反射通路看出，这种躯体内脏、中枢、耳郭间的通路是双向反射径路。这种反应路径不仅是耳针疗法的基本反射通路，也是其他穴刺激疗法的生理学基础。由于这一反射图呈三角形，颇似尼罗河下游的德尔他三角洲，故称德尔他反射（图2）。从实验中提示躯体上的部位与其相应的耳穴间有犹如钥匙和锁孔一样的关系。

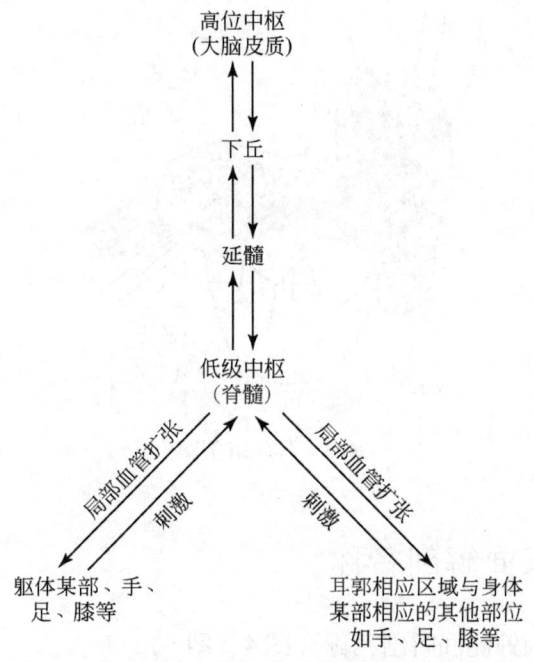

图2　德尔他反射通路

3　耳的解剖

耳包括外耳、中耳和内耳三大部分（图3）。耳郭是外耳的重要组成部分，形似漏斗，由皮肤、软骨、韧带和肌肉等组成。耳郭分为前外侧面和后内侧面，耳郭的下1/3部分为耳垂，耳垂内无软骨，只有结缔组织和脂肪。

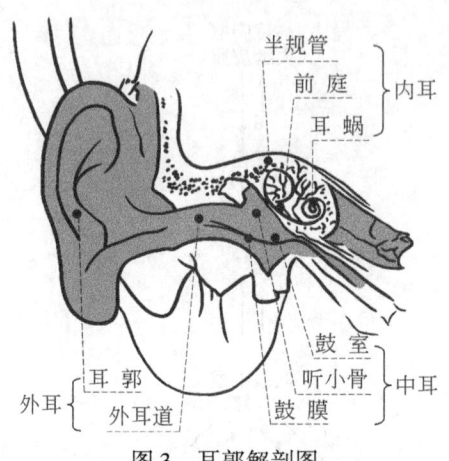

图3　耳郭解剖图

3.1　耳郭的表面解剖名称

3.1.1　耳郭前外侧面解剖名称（图4、图5）

1) 耳轮：耳郭最外圈的卷曲部分。
2) 耳轮脚：耳轮深入到耳腔内的横行突起部。
3) 耳轮结节：耳轮外上方稍肥厚的结节状突起。
4) 对耳轮：与耳轮相对的隆起部分。
5) 对耳轮上脚：对耳轮向上分叉的上支。
6) 对耳轮下脚：对耳轮向前分叉的下支。
7) 三角窝：对耳轮上下脚之间构成的三角形凹窝。
8) 耳舟：对耳轮和耳轮之间的凹沟。
9) 耳屏：耳郭前面的瓣状突起处，又称耳珠。
10) 屏上切迹：耳屏上缘与耳轮脚之间的凹陷。

11）屏间切迹：耳屏与对耳屏之间的凹陷。
12）耳垂：耳郭下部，无软骨的皮垂。
13）耳甲艇：耳轮脚以上的耳甲部分。
14）耳甲腔：耳轮脚以下的耳甲部分。
15）外耳道口：在耳甲腔内，为耳屏作遮盖。
16）轮屏切迹：对耳轮和对耳屏之间的凹陷处。
17）耳轮尾：耳轮下缘与耳垂相接部无软骨的结构处。

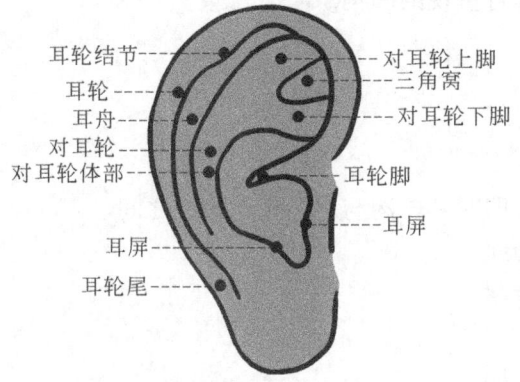

图 4　耳郭前外侧面解剖名称（1）

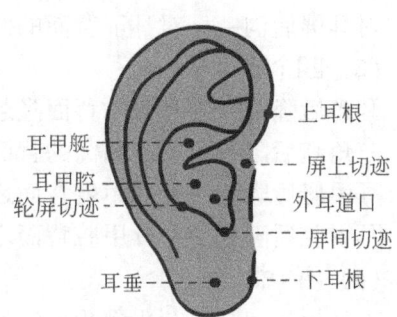

图 5　耳郭前外侧面解剖名称（2）

3.1.2　耳郭后外侧面解剖名称（图6）

耳郭后外侧面的解剖有三个面、五个沟、四个隆起、二个根。

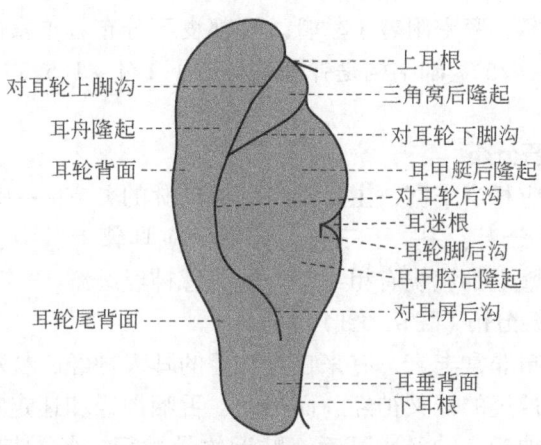

图 6　耳郭后外侧面解剖名称

(1) 三个面

耳轮背面——耳轮的外侧面，因耳轮是向前卷曲的，故此面多向前方。

耳轮尾背面——耳舟后隆起与耳垂背面之间的平坦部分。

耳垂背面——耳垂背面的平坦部分。

(2) 五个沟

对耳轮后沟——对耳轮上脚和对耳轮体部背面的凹沟。

对耳轮下脚沟——对耳轮下脚的背面，是一条从内下略向外走行的凹沟。

对耳轮上脚沟——对耳轮上脚在耳背呈现的凹沟。

耳轮脚后沟——耳轮脚的背面。

对耳屏后沟——对耳屏背面的凹陷。

(3) 四个隆起

耳舟后隆起——耳舟的背面隆起。

三角窝后隆起——三角窝的背面，即对耳轮沟与对耳轮下脚沟之间。

耳甲艇后隆起——耳甲艇背面之隆起。

耳甲腔后隆起——耳甲腔背面之隆起。

(4) 两个根

上耳根——耳郭与头部相连的最上部。

下耳根——耳郭与头部相连的最下部。

3.2 耳郭的结构

(1) 耳郭的组织结构

耳郭的皮肤较薄，紧密附着于软骨。耳郭皮下分布着丰富的神经、血管和淋巴管。耳郭上 3/4~4/5 基础结构是弹性软骨，下 1/4~1/5 是含有脂肪与结缔组织的耳垂（图7）。

(2) 耳郭的血管分布

耳郭的血液供应相当丰富，主要来自颈外动脉的分支——颞前动脉与耳后动脉（图8）。两者各分上、中、下三支，分别供应耳郭上、中、下三段的正背两面。耳郭动脉血管壁上都缠绕有粗细不等的交感神经纤维。

(3) 耳郭的神经分布（图9、图10）

耳郭的神经分布非常丰富，有来自脊神经的耳大神经、枕小神经和枕大神经的分支，有来自脑神经的三叉神经、面神经、舌咽神经和迷走神经的分支，还有来自颈动脉的交感神经。神经入耳后，贴近软骨循行，各类神经分支相互重叠、吻合，交织成网状的神经丛，使耳郭与躯体神经、中枢神经有密切的联系。

3 耳的解剖

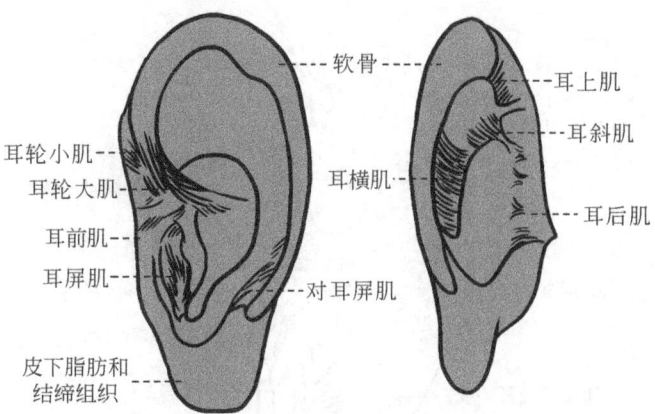

图 7　耳郭的肌肉和软骨示意图

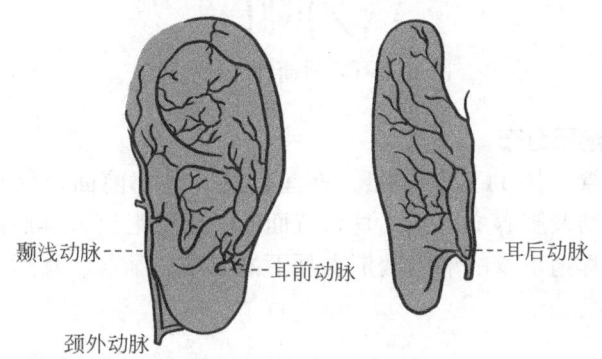

图 8　耳郭的动脉供应图

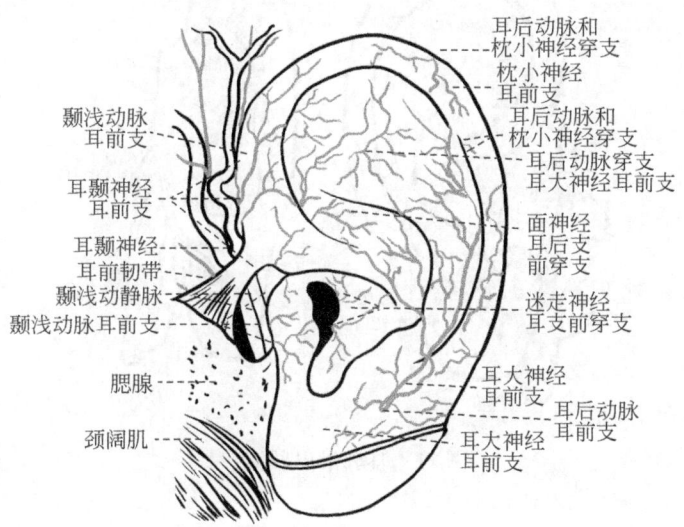

图 9　耳郭前面神经分布图

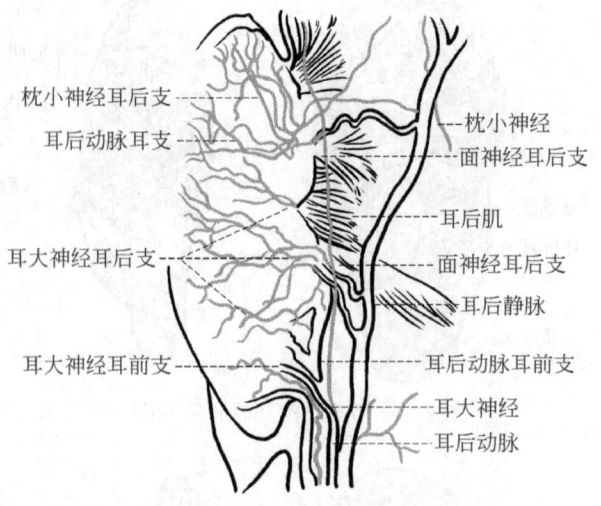

图10　耳郭后面神经分布图

（4）耳郭的淋巴分布

耳郭的淋巴管（图11）较丰富，多呈网状，耳郭前面及外耳到上壁的淋巴液汇入耳前淋巴结及腮腺淋巴结；耳郭背面的淋巴液汇流入耳后淋巴结和乳头淋巴结；耳垂及外耳道下壁的淋巴液汇入耳下淋巴结。耳前、耳后和耳下淋巴结均汇入颈深上淋巴结。

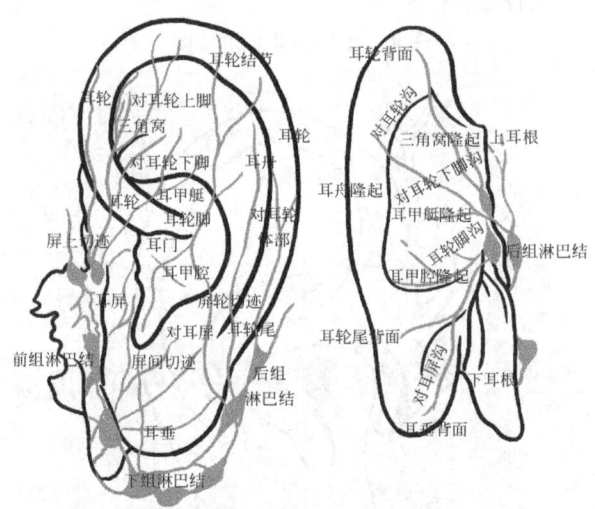

图11　耳郭淋巴回流图

4 耳穴

耳穴是耳郭与机体各部相互沟通的部位,也是脉气输注之所在。临床经验和实验研究证明,耳穴在一定程度上能够反应机体的生理功能和病理变化。人体在健康状态下,耳穴无特异表现,但当机体组织或器官发生病变时,(耳郭)耳穴则出现压痛敏感、皮肤电特性改变、变形、变色等各种阳性反应,因此,可以依据这些反应来辅助诊断疾病,并通过刺激阳性反应部位防治疾病。所以说耳穴是耳郭诊断疾病和治疗疾病的特定点。

4.1 耳穴的分布规律

耳穴在耳郭的分布有一定规律,耳穴在耳郭的分布犹如一个倒置在子宫内的胎儿,头部朝下,臀部及下肢朝上,胸部及躯干在中间(图12)。内脏器官在耳郭代表区的形态与器官自身的形态颇为相似,往往呈"投影"的对应关系。耳前控制人体的前面、五脏六腑、组织器官和五官九窍,耳背控制人体的背面、神经系统、肌肉骨骼等运动系统。

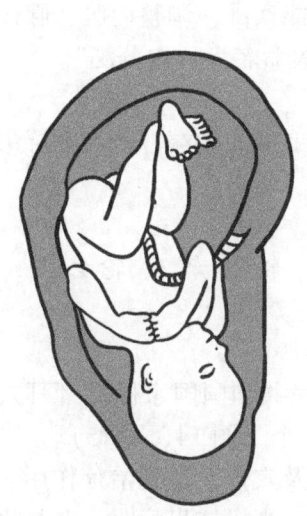

图12 耳穴分布如倒置婴儿

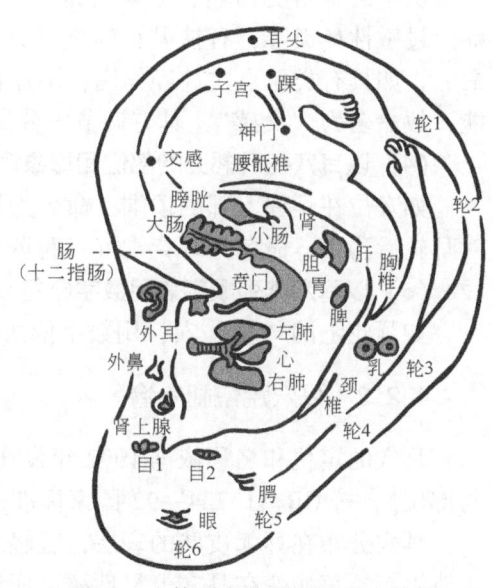

图13 人体器官与耳穴的对应关系

耳穴分布与人体的对应规律是（图13）：耳垂相当于头、面部；对耳屏相当于头、脑部和神经系统；轮屏切迹相当于脑干；耳屏相当于咽喉、内鼻和鼻咽部；屏上切迹相当于外耳；屏间切迹相当于内分泌系统；对耳轮体部相当于躯干和运动系统；对耳轮下脚相当于臀部、坐骨神经；对耳轮上脚相当于下肢；耳轮脚相当于横膈；耳轮脚周围相当于消化道；耳周相当于上肢；三角窝相当于盆腔、内生殖器；耳甲艇相当于腹腔；耳甲腔相当于胸腔。

4.2　耳穴的名称、定位和主治病症

4.2.1　耳穴的名称

耳穴的命名有一定的内在含义和规律，了解这些内容对临床应用会有帮助。

（1）以人体解剖部位命名

此法为耳穴命名的基本方法，即根据人体解剖部位在耳郭上的投影而命名，这些穴位分布在耳郭的正面。例如，耳舟是上肢的投影区，穴位以解剖名称命名为肩、肘、腕、指等。

（2）以中医藏象名称命名

如位于耳甲腔的三焦和分布于耳背的心、肝、脾、肺、肾。

（3）以功能作用命名

从中医学角度命名，如耳舟部指、腕两穴之间可以治疗荨麻疹、皮肤瘙痒症、过敏性鼻炎等，有祛风止痒之功，故命名为"风溪"穴。从现代医学角度命名，如具有类似自主神经作用，治疗自主神经功能紊乱，调整内脏、腺体等功能，故命名为"交感"，具有调节内分泌的功能，故命名为"内分泌"。

（4）以耳穴在耳郭上的部位和形象命名

如穴位在耳郭上部的顶端，命名为耳尖，耳屏上部的尖端，命名为屏尖。在对耳轮后沟中，命名为耳背沟（又称降压沟）。

（5）以耳穴排列顺序兼用数字命名

如耳轮上的"轮"穴，用数字依次命名为轮1、轮2、轮3、轮4。

4.2.2　耳穴定位和主治

耳穴的定位和名称依据1992年发布的中华人民共和国国家标准《耳穴名称与部位》，按GB/T13734—92国家标准，耳穴为91个（图14、图15）。

耳穴分布在耳郭皮肤的表层，轻轻刺激就能触及穴位，达到治疗作用。另外机体组织器官病变在耳穴上显性率高而且反应性强。当机体患病时，在与机体相关的耳穴会出现病理形态学的改变，如变色、变形、丘疹、血管充盈、脱屑等，

以及低电阻、低痛阈等均为诊断和治疗学的依据。对耳穴功能的认识不能仅从中医理论上去认识,耳穴的形成、发生和发展与现代医学理论,尤其与解剖胚胎学更为密切。耳穴的理论基础更接近于现代医学,对耳穴功能的探讨应结合中西理论去认识。现将耳穴的定位、主治分部阐述如下。

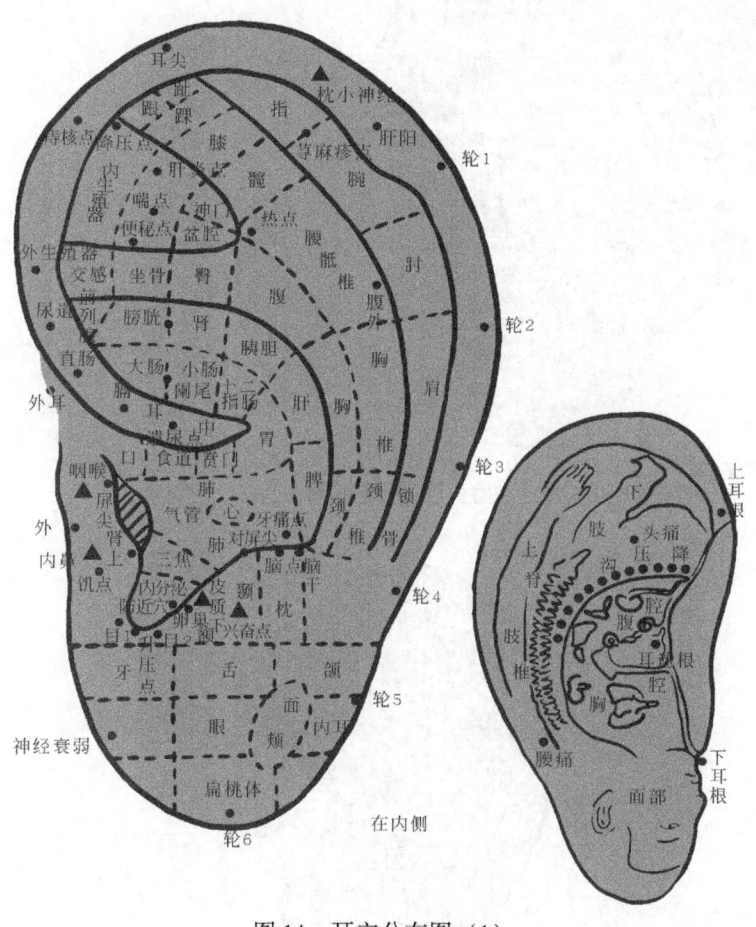

图 14　耳穴分布图 (1)

(1) 耳轮穴位 (11 个)

将耳轮分为 12 区,耳轮脚为 1 区,耳轮脚切迹到对耳轮下脚上缘之间的耳轮分为三等份,自下而上为耳轮 2 区、3 区、4 区,对耳轮下脚上缘到对耳轮上脚前缘(下缘)之间的耳轮为耳轮 5 区,对耳轮上脚前缘到耳尖之间的耳轮为耳轮 6 区,耳尖到耳轮结节上缘为耳轮 7 区,耳轮结节上缘到耳轮结节下缘为耳轮 8 区,耳轮结节下缘到轮垂切迹之间的耳轮分为四等份,自上而下依次为耳轮 9 区、10 区、11 区、12 区(图 16、表 1)。

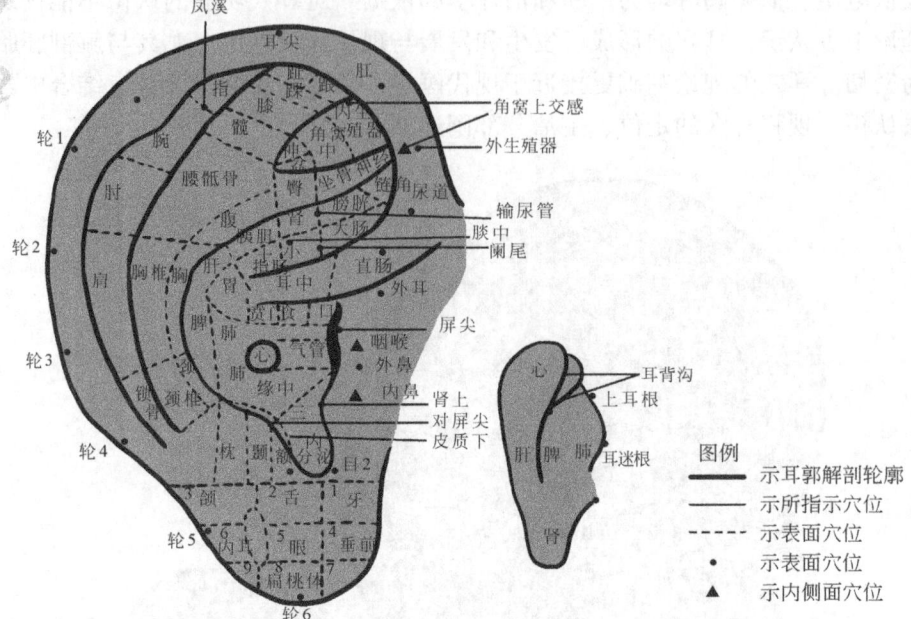

图15　耳穴分布图（2）

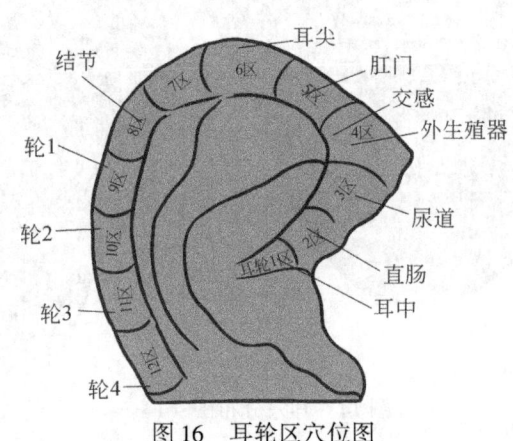

图16　耳轮区穴位图

表1　耳轮穴位穴名、位置及主治

穴名	位置	功能及主治
耳中 HX1	在耳轮脚处，即耳轮1区	解痉止痛，主治呃逆、嗳气等 镇静止痒，主治皮肤病，如荨麻疹、皮肤瘙痒症、湿疹等 凉血止血，主治出血性疾病，如鼻衄、咯血、功能性子宫出血等

续表

穴名	位置	功能及主治
直肠HX2	在耳轮脚棘前上方的耳轮处,与大肠同水平,即耳轮2区	直肠疾患,如便秘、腹泻、痢疾、脱肛、痔疮、肛裂等
尿道HX3	在直肠上方的耳轮处,与膀胱同水平,即耳轮3区	泌尿系感染,如尿潴留、尿道炎、前列腺炎
外生殖器HX4	在对耳轮下脚前方的耳轮处,与交感同水平,即耳轮4区	外生殖器疾患,如睾丸炎、阴囊湿疹、外阴瘙痒、性功能障碍和腰腿疼
肛门HX5	在对耳轮下脚上缘与对耳轮上脚前缘之间的耳轮处,即5区	肛周病变,如痔疮、肛裂、脱肛、肛门周围炎、肛门瘙痒
耳尖HX6、HX7	耳轮顶端与对耳轮上脚后缘相对的耳轮处,即耳轮6、7区交界处	清热凉血,镇静止痛,清肝明目 主治各种原因引起的发热、高血压、急性结膜炎、睑腺炎、痤疮及各种痛症
结节HX8	在耳轮结节处,即耳轮8区	头痛、头晕、高血压
轮1HX9	从耳轮结节下缘至轮垂切迹之间分成4个等份,自上而下依次为轮1、轮2、轮3、轮4	扁桃体炎、上呼吸道感染、发热
轮2HX10		扁桃体炎、上呼吸道感染、发热
轮3HX11		扁桃体炎、上呼吸道感染、发热
轮4HX12		扁桃体炎、上呼吸道感染、发热

(2) 耳舟穴位 (6个)

为了便于取穴,将耳舟自上到下依次分为6个等份,即耳舟1~6区(图17、表2)。

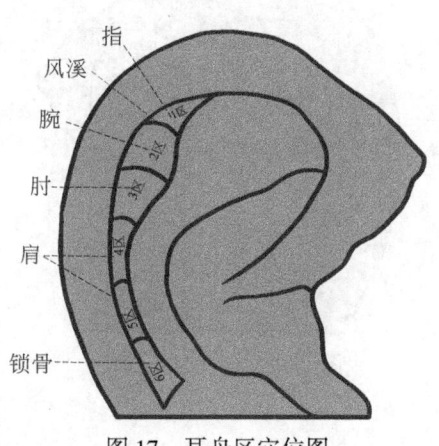

图17 耳舟区穴位图

表2 耳舟区穴位穴名、位置及主治病症

穴名	位置	主治病症
指 SF1	在耳舟顶中,即耳舟1区	甲沟炎、手指疼痛和麻木
腕 SF2	在指区的下方处,即耳舟2区	腕关节部疼痛、胃痛、神经性皮炎
风溪 SF1	在耳轮结节前方,指区与腕区之间,即耳舟1区、2区交界处	祛风止痒、抗过敏 主治荨麻疹、皮肤瘙痒症、过敏性鼻炎、哮喘、神经性皮炎、湿疹
肘 SF3	在腕区的下方处,即耳舟3区	肱骨外上髁炎、肘部疼痛、甲亢、失眠
肩 SF4、SF5	在肘区的下方处,即耳舟4、5区,即肘与锁骨之间	肩周炎、肩部疼痛、肩关节扭挫伤、上肢瘫痪、落枕
锁 SF6	在肩区下方处与轮屏切迹同样的耳舟,即耳舟6区	肩周炎、无脉证、肩背疼

(3) 对耳轮穴位（14个）

为了便于取穴,将对耳轮分为13区,将对耳轮上脚从上到下依次分为上、中、下3等份,下1/3为对耳轮5区,中1/3为对耳轮4区,再将上1/3分为前后2等份,后1/2为对耳轮2区,前1/2为对耳轮1区；对耳轮下脚分为前中后3等份,中前2/3为对耳轮6区,后1/3为对耳轮7区；将对耳轮体从对耳轮上、下脚分叉处到轮屏切迹分为5等份,再沿对耳轮耳甲缘将对耳轮体分为前1/4和后3/4两部分；前上2/5为对耳轮8区,后上2/5为对耳轮9区,前中2/5为对耳轮10区,后中2/5为对耳轮11区,前下1/5为对耳轮12区,后下2/5为对耳轮13区(图18、表3)。

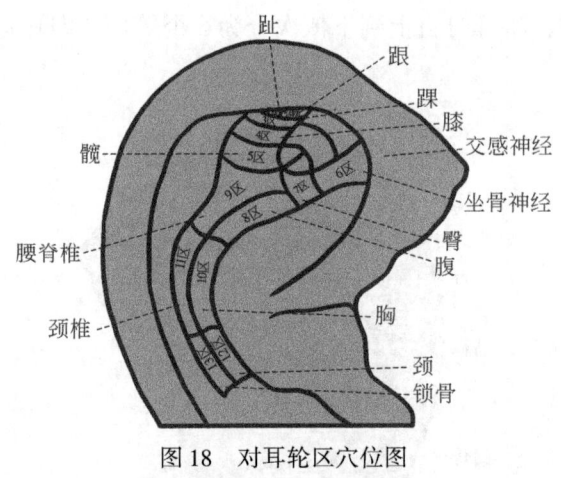

图18 对耳轮区穴位图

表3 对耳轮穴穴名、位置及主治病症

穴名	位置	主治病症
跟 AH1	在对耳轮上脚顶部，即对耳轮上脚上1/3处前上端	足跟痛、足跟外伤
趾 AH2	在耳尖下方的对耳轮上脚后上部，即对耳轮上脚上1/3处后上端	甲沟炎、趾部疼痛
踝 AH3	在趾、跟区下方处，即对耳轮上脚上1/3的下半部	踝关节扭伤、踝关节疼痛
膝 AH4	在对耳轮上脚中1/3处，即对耳轮4区	膝关节疼痛、坐骨神经痛
髋 AH5	在对耳轮上脚下1/3处，即对耳轮5区	髋关节疼痛、坐骨神经痛
坐骨神经 AH6	在对耳轮下脚的前2/3处，即对耳轮6区	坐骨神经痛、下肢瘫痪
交感 AH6a	在对耳轮下脚末端与耳轮内缘相交处，即对耳轮6区前端	功能似自主神经，对自主神经系统有明显调整作用 镇痛解痉，主治内脏疼痛如胃肠痉挛、心绞痛、胆绞痛、输尿管结石。也是针麻的主穴 调节迷走神经和汗腺分泌，主治心悸、自汗、盗汗、偏身汗出
臀 AH7	在对耳轮下脚的后1/3处，即对耳轮7区	坐骨神经痛、臀筋膜炎、下肢瘫痪
腹 AH8	在对耳轮体前部上2/5处，即对耳轮8区	腹痛、腹胀、腹泻、急性腰扭伤
腰骶椎 AH9	在腹区后方，在对耳轮上2/5处，即对耳轮9区	腰骶部疼痛、腰腿痛、骶髂关节炎
胸 AH10	在对耳轮体前部中2/5处，即对耳轮10区	胸胁疼痛、肋间神经痛、胸闷、乳腺炎
胸椎 AH11	在胸区后方，即对耳轮11区	胸痛、经前乳房胀痛、乳腺炎、产后泌乳不足、胸背部扭伤
颈 AH12	在对耳轮体前部下1/5处。即对耳轮12区	颈椎病、落枕、甲状腺疾患
颈椎 AH13	在颈区后方，即对耳轮13区。	颈椎病、落枕、肩背痛、甲状腺疾患

（4）三角窝穴位（5个）

为了便于取穴，将三角窝由耳轮内缘至对耳轮上下脚分叉处分为前、中、后3等份，中1/3为三角窝3区，再将三角窝前1/3分为上、中、下3等份，上1/3为三角窝1区，中、下2/3为三角窝2区，再将后1/3分为上、下2等份，上1/2为三角窝4区，下1/2为三角窝5区（图19、表4）。

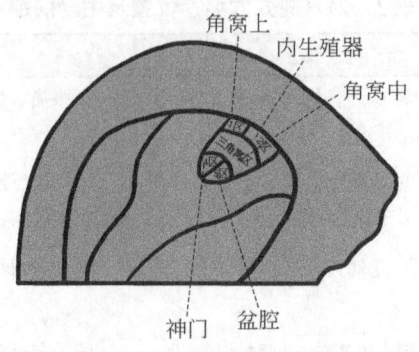

图 19　三角窝区穴位图

表 4　三角窝穴位穴名、位置及功能主治

穴名	位置	功能及主治
角窝上 TF1	在三角窝前 1/3 处的前上方	平肝潜阳，主治头痛、眩晕、高血压
内生殖器 TF2	在三角窝前 1/3 处的下部	补益肝肾，调经止带，主治痛经、月经不调、白带过多、功能性子宫出血、阳痿、遗精、早泄、更年期综合征
角窝中 TF3	在三角窝中 1/3 处	哮喘、便秘、过敏性疾患
神门 TF4	在三角窝后 1/3 的上部	镇静止痛，主治各种原因引起的疼痛，也是针麻的常用穴 镇静安神，主治失眠、多梦、戒断综合征、癫痫、神经官能症、精神分裂症、高血压 抗过敏，主治过敏性哮喘、皮肤瘙痒症
盆腔 TF5	在三角窝后 1/3 的下部	腰骶痛、痛经、盆腔炎

（5）**耳屏穴位**（9 个）

为了便于取穴，将耳屏分成 4 区。耳屏外侧面分为上、下 2 等份，上部为耳屏 1 区，下部为耳屏 2 区；将耳屏内侧面分为上、下 2 等份，上部为耳屏 3 区，下部为耳屏 4 区（图 20、表 5）。

（6）**对耳屏穴位**（8 个）

将对耳屏分为 4 区。由对屏尖及对屏尖至轮屏切迹连线之中点，分别向耳垂上线作两条垂线，将对耳屏外侧面及其后部分成前、中、后 3 区，前为对耳屏 1 区、中为对耳屏 2 区、后为对耳屏 3 区。对耳屏内侧面为对耳屏 4 区（图 21、表 6）。

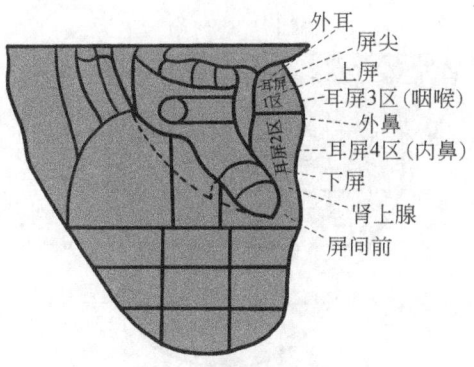

图20 耳屏区穴位图

表5 耳屏穴位穴名、位置及功能主治

穴名	位置	功能及主治
上屏 TG1	在耳屏外侧面上1/2处	咽炎、鼻炎、糖尿病、单纯性肥胖
下屏 TG2	在耳屏外侧面下1/2处	鼻炎、甲亢、糖尿病、单纯性肥胖
外耳 TG1	在屏上切迹前方近耳轮部	外耳道炎、中耳炎、耳鸣、听力减退
屏尖 TG1P	在耳屏游离缘上部尖端	清热解毒，镇静止痛，主治各种原因引起的发热、疼痛
外鼻 TG1、TG2i	在耳屏外侧中部，即上屏与下屏之间	慢性鼻炎、过敏性鼻炎、单纯性肥胖
肾上腺 TG2P	在耳屏游离缘下部尖端	肾上腺皮质代表区，调节肾上腺皮质功能，增强机体应激能力
		抗过敏、抗风湿、抗感染、退热，主治风湿病、胶原组织病、过敏性疾病和各种炎性病变
		调节血管收缩功能，主治高血压、低血压休克；用于止血，主治月经过多、功能性子宫出血、鼻衄
		镇静解痉，主治支气管哮喘、喘息性支气管炎
咽喉 TG3	在耳屏内侧面上1/2处	急慢性咽炎、扁桃体炎、梅核气、哮喘
内鼻 TG4	在耳屏内侧面下1/2处	感冒鼻塞、鼻炎、鼻窦炎、鼻衄
屏间前 TG21	在屏间切迹前方耳屏最下部	近视、青光眼、视网膜炎、视神经萎缩

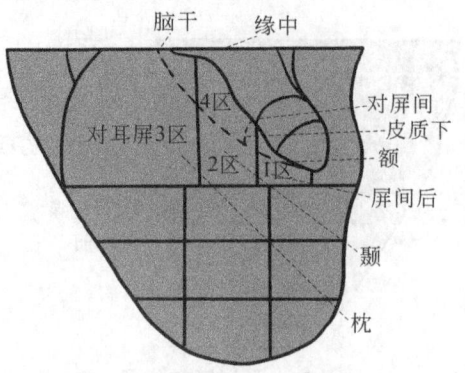

图 21　对耳屏区穴位图

表 6　对耳屏穴位穴名、位置、功能及主治

穴名	位置	功能及主治
额 AT1	在对耳屏外侧面的前下方	镇静止痛，主治前额头痛、眉棱骨痛、鼻窦炎 健脑安神，主治失眠、多梦、记忆力减退
屏间后 AF1	在屏间切迹后方对耳屏前下部。即对耳屏 1 区下缘处	额窦炎、假性近视、结膜炎、睑腺炎
颞 AT2	在对耳屏外侧面的后部	镇静止痛，主治偏头痛、眩晕 明目聪耳，主治近视、视物昏花、耳鸣、耳聋
枕 AT3	在对耳屏外侧面的后方	镇静安神，主治头痛、头晕、失眠、神经衰弱、癫痫、哮喘 镇静止晕，主治内耳性眩晕、颈椎病预防和治疗晕车、晕船 明目聪耳，主治视物模糊、弱视、近视、耳鸣、耳聋
皮质下 AT4	在对耳屏的内侧面	大脑皮质的相应投影区。调节大脑皮质和皮质下自主神经中枢的兴奋和抑制 镇静安神，主治与神经系统有关的疾病，如神经衰弱、神经官能症、精神分裂症、情绪不稳定、焦虑、紧张 镇静止痛，主治各种原因引起的疼痛，也是针麻的常用穴 镇静止晕，主治头晕、头痛、预防和治疗晕车、晕船 调整内脏功能，如恶心、呕吐、腹胀、腹泻等消化系统疾病以及高血压、低血压、冠心病、心律失常等心血管系统疾病

续表

穴名	位置	功能及主治
对屏尖 AT1, AT2, AT4i	在对耳屏游离缘的尖端	哮喘、腮腺炎、皮肤瘙痒、睾丸炎、附睾炎、神经性皮炎、皮肤瘙痒症
缘中 AT2, AT3, AT4i	在对耳屏游离缘上，对耳屏尖与轮屏切迹之中点处	调节脑垂体经验穴 主治脑垂体功能紊乱病证，如神经性多尿、遗尿、尿崩症；功能性子宫出血、月经不调、闭经；高血压、低血压、失眠、头痛、头晕、内耳眩晕症
脑干 AT3, AT4i	在轮屏切迹处	镇静安神，主治后头痛、眩晕、神经衰弱、耳鸣；息风止痉，主治小儿惊厥、面肌痉挛、癫痫

(7) 耳甲穴位 (21个)

将耳甲用标志点、线分为18个区。确定A、B、C、D点：在耳轮的内缘上，设耳轮脚切迹至对耳轮下脚间上1/3交界处为A点；在耳甲内，由耳轮脚消失处向后做一水平线与对耳轮耳甲缘相交，设交点为D点；设耳轮脚消失处至D点连线的中、后1/3交点为B点；设外耳道口后缘上1/4与下3/4交点为C点。确定AB线、BC线：从A点向B点做一条与对耳轮耳甲艇缘弧度大体相仿的曲线；从B点向C点做一条与耳轮脚下缘弧度大体相仿的曲线。

将BC线前段与耳轮脚下缘间分成3等份，前1/3为耳甲1区，中1/3为耳甲2区，后1/3为耳甲3区。ABC线前方，耳轮脚消失处为耳甲4区。将AB线前段与耳轮脚上缘及部分耳轮内缘间分成3等份，后1/3为5区，中1/3为6区，前1/3为7区。将对耳轮下脚下缘前、中1/3交界处与A点连线，该线前方的耳甲艇部为耳甲8区。将AB线前段与对耳轮下脚下缘间耳甲8区以后的部分，分为前、后2等份，前1/2为耳甲9区，后1/2为耳甲10区。在AB线后段上方的耳甲艇部，将耳甲10区后缘与BD线之间分成上、下2等份，上1/2为耳甲11区，下1/2为耳甲12区。由轮屏切迹至B点作连线，该线后方、BD线下方的耳甲腔部为耳甲13区。以耳甲腔中央为圆心，圆心与BC线间距离的1/2为半径作圆，该圆形区域为耳甲15区。过15区最高点及最低点分别向外耳门后壁作两条切线，切线间为耳甲16区。15、16区周围为耳甲14区。将外耳门的最低点与对耳屏耳甲缘中点连线，再将该线以下的耳甲腔部分为上、下2等份，上1/2为耳甲17区，下1/2为耳甲18区（图22、表7）。

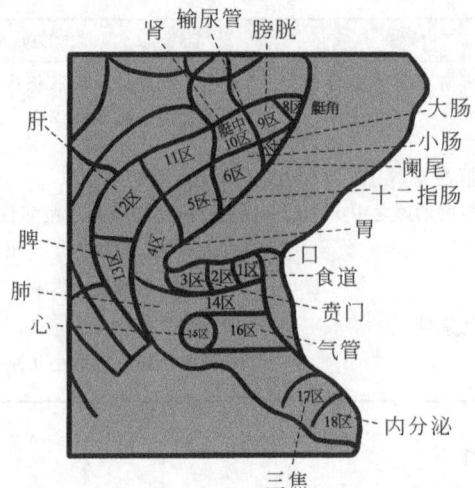

图22 耳甲区穴位图

表7 耳甲穴穴名、位置及主治病症

穴名	位置	主治病症
口 CO1	在耳轮脚下方前1/3处	面瘫、面肌痉挛、牙周炎、口腔炎、胆囊炎、胆石症、戒断综合征、单纯性肥胖
食管 CO2	在耳轮脚下方中1/3处	食管炎、食管痉挛
贲门 CO3	在耳轮脚下方后1/3处	贲门痉挛、神经性呕吐
胃区 CO4	在耳轮脚消失处	健脾和胃，消食化积，主治胃痛、恶心、食欲缺乏；前额痛、牙痛
十二指肠 CO5	在耳轮脚上方后1/3处，耳甲艇内	十二指肠溃疡、胆囊炎、胆结石、幽门痉挛
小肠 CO6	在耳轮脚上方中1/3处，耳甲艇内	清热利湿，理气止痛，主治腹痛、腹泻；心动过速、心律不齐
大肠 CO7	在耳轮脚上方前1/3处，耳甲艇内	理肠通腑，清热利湿，主治腹痛、腹泻、便秘、咳嗽；痤疮、皮肤瘙痒症
阑尾 CO6、CO7i	在小肠与大肠区之间交界处	单纯性阑尾炎
艇角 CO8	在对耳轮下角下方前部	清热通淋，主治前列腺炎、泌尿系感染、性功能减退
膀胱 CO9	在对耳轮下脚下方中部	清热通淋，主治膀胱炎、泌尿系感染、遗尿、尿潴留、腰痛、坐骨神经痛、后头痛

续表

穴名	位置	主治病症
肾 CO10	在对耳轮下脚下方的后部，即小肠穴直上方	补肾壮阳，强腰利膝，聪耳明目，主治月经不调、阳痿、遗精、早泄、水肿、小便不利、五更泻；腰痛、足跟痛；头晕、耳鸣、耳聋
输尿管 CO9、CO10i	在肾区与膀胱区之间	清热通淋止痛，主治输尿管结石、肾结石、泌尿系感染
胰胆 CO11	在耳甲艇的后上方，即肾区与肝区之间，左侧为胰，右侧为胆	疏肝利胆，主治胆囊炎、胆石症、胆道蛔虫症、急慢性胰腺炎、糖尿病、偏头痛、带状疱疹、耳鸣、听力减退
肝 CO12	在耳甲艇的后下方，胃及十二指肠的后方	疏肝利胆，健脾和胃，主治胁痛、胆道疾患、慢性胃肠病变
		平肝潜阳，清头明目，主治高血压、颠顶痛、眩晕、假性近视、单纯性青光眼、睑腺炎、急性结膜炎
		疏肝调冲任，主治月经不调、经前期紧张症、更年期综合征
		疏筋止痛，主治四肢麻木、软组织损伤、面肌痉挛
艇中 CO6、CO10i	在小肠与肾区之间，即耳甲艇中央	通腑止痛，主治腹痛、腰胀、胆道蛔虫症、泌尿系结石、单纯性肥胖
脾 CO13	在耳甲腔后上方	健脾和胃，补中益气，主治腹胀、腹泻、便秘、食欲缺乏、月经过多、功能性子宫出血、白带过多、湿疹、内耳眩晕症、胃下垂、脱肛、四肢无力、肌肉萎缩
心 CO15	在耳甲腔正中凹陷中	通经活血止痛，主治冠心病、心绞痛、心律不齐、心动过速、高血压、动脉炎、皮肤瘙痒症、口舌生疮
		镇静安神，主治神经衰弱、自主神经功能紊乱、神经官能症、癔症
气管 CO16	在心区与外耳门之间	急慢性支气管炎、咽喉炎、戒烟
肺 CO14	在心、气管处周围，即心区的上、外、下三面	宣肺解表，止咳平喘，主治感冒、咳嗽、哮喘、鼻炎、咽喉炎；皮肤瘙痒、荨麻疹、神经性皮炎、便秘、戒断综合征、针麻常用穴
三焦 CO17	在外耳门后下，肺与内分泌区之间	通调三焦，化气行水，主治水肿、小便不利、腹胀、便秘、单纯性肥胖症、耳鸣、耳聋、偏头痛、手臂外侧疼痛

续表

穴名	位置	主治病症
内分泌 CO18	在屏间切迹内，耳甲腔的前下部	内分泌系统代表区 调节内分泌功能，主治内分泌功能紊乱引起的疾病，如甲状腺功能减退或亢进、糖尿病、肥胖症、更年期综合征、黄褐斑、痤疮、痛经、月经不调 抗风湿、抗过敏、抗感染，主治风湿病、过敏性鼻炎、过敏性肠炎、荨麻疹

(8) 耳垂穴位（8个）

将耳垂分为9区。在耳垂上线至耳垂下缘最低点之间做两条等距离平行线，于上平行线上引两条垂直等分线，将耳垂分为9个区，上部由前到后依次为耳垂1区、2区、3区；中部由前到后依次为耳垂4区、5区、6区；下部由前到后依次为耳垂7区、8区、9区（图23、表8）。

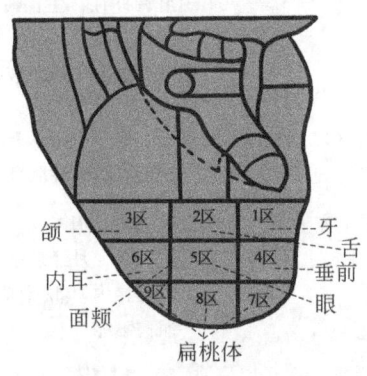

图23　耳垂区穴位图

表8　耳垂穴位穴名、位置及主治病症

穴名	位置	主治病症
牙 LO1	在耳垂正面前上部，即耳垂1区	牙痛、牙周炎、拔牙麻醉、低血压
舌 LO2	在耳垂正面中上部，即耳垂2区	口腔溃疡、神经性失语
颌 LO3	在耳垂正面后上部，即耳垂3区	牙痛、颞颌关节功能紊乱、下颌关节炎、拔牙麻醉
垂前 LO4	在耳垂正面前中部，即耳垂4区	神经衰弱、牙痛
眼 LO5	在耳垂正面中央，即耳垂5区	急性结膜炎、电光性眼炎、睑腺炎、假性近视、角膜炎

续表

穴名	位置	主治病症
内耳 LO6	在耳垂正面后中部，即耳垂6区	内耳性眩晕、耳鸣、听力减退、中耳炎、外耳道疖肿
面颊 LO5、LO6i	在耳垂正面与内耳区之间，即耳垂5区、6区交界处	周围性面瘫、三叉神经痛、痤疮、扁平疣、面肌痉挛、黄褐斑、腮腺炎
扁桃体 LO7、LO8、LO9	在耳垂正面下部，即耳垂8区	扁桃体炎、咽炎

（9）耳背穴位（6个）

将耳背分为5区，分别过对耳轮上、下脚分叉处耳背对应点和轮屏切迹耳背对应点做两条水平线，将耳背分为上、中、下3部，上部为耳背1区，下部为耳背5区，再将中部分为内、中、外3等份，内1/3为耳背2区，中1/3为耳背3区，外1/3为耳背4区（图24、表9）。

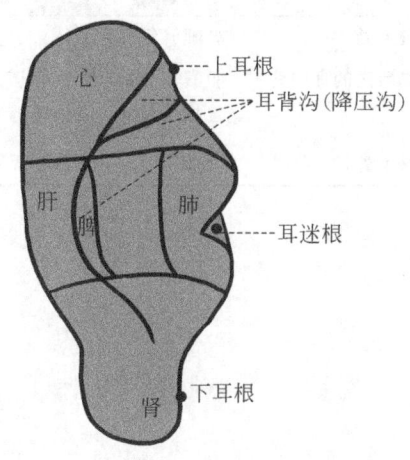

图24　耳背穴位图

表9　耳背穴穴名、位置及主治病症

穴名	位置	主治病症
耳背心 P1	在耳背上部	与耳前神门穴相对应 镇静安神，主治心悸、失眠、多梦、高血压、头痛
耳背肺 P2	在耳背中内部	与耳前肺穴相对应 宣肺理气，主治感冒、咳喘、皮肤病
耳背脾 P3	在耳前中央部	与耳前胃相对应 健脾和胃，主治胃痛、消化不良、食欲缺乏、失眠

穴名	位置	主治病症
耳背肝 P4	在耳背中外部	与耳前肝相对应 疏肝利胆，主治肝炎、胆囊炎、胆石症
耳背肾 P5	在耳背下部	与耳前脑、皮质下相对应 补肾益精，主治头痛、头晕、失眠、神经衰弱、精神紧张、敏感
耳背沟 P6	在对耳轮沟和上下脚沟处	高血压、皮肤病、神经血管性头痛、眩晕

（10）耳根穴位（3个）（图24、表10）

表10 耳根穴位穴名、位置及主治病症

穴名	位置	主治病症
上耳根 R1	在耳根最上处	鼻衄、各种疼痛
耳迷根 R2	在耳轮脚后沟的耳根处	胆囊炎、胆石症、胆道蛔虫症、心动过速、胃及十二指肠溃疡、偏头痛
下耳根 R3	在耳根最下处	低血压、内分泌功能紊乱、耳鸣、听力减退、眼疾

5 耳针的器具制备

5.1 常用针具

(1) 毫针

不锈钢制成，或金、银或合金制成，针长为0.5寸或1寸，针的粗细有26号、28号、30号、32号四种。常用的为28号或30号，长0.5寸的毫针（图25）。

(2) 皮内针

常见的皮内针有两种，一种似蝌蚪状，另一种为揿钉状（图26）。

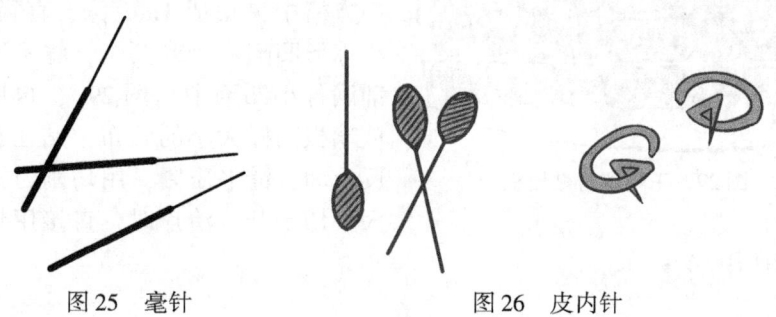

图25　毫针　　　　　　　图26　皮内针

(3) 梅花针

梅花针是用五枚1.5寸的毫针用丝线捆扎在一起，针尖呈梅花形，并保持同一水平（图27）。

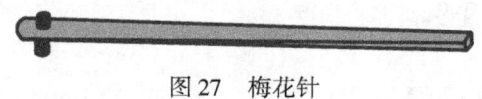

图27　梅花针

(4) 其他常用针具

三棱针、电针仪、1ml注射器并配26号针头等（图28）。

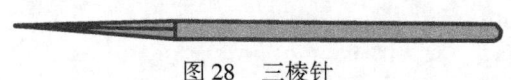

图28　三棱针

5.2 常用贴压物选材

(1) 膏类

常用的有消炎解毒膏、活血止痛膏、伤湿止痛膏、香桂活血膏等橡皮膏药，将贴膏剪成 0.6cm×0.6cm 小块，备用。

(2) 丸类

常用的耳压药丸有王不留行籽、绿豆、白芥子、莱菔籽、六神丸及磁珠等。

(3) 贴压板的制作方法

适用 0.5cm 厚的有机玻璃加工成 14cm×28cm 大小，然后再画成 0.6cm×0.6cm 大小的小方格或 0.8cm×0.8cm 的菱形小格，每一画线深约 0.5mm，每一小方格中央钻成 1mm 深、直径 2mm 之小球形凹陷一个或两个，将王不留行籽铺满各小凹陷中（图29），再用与有机玻璃板同样大小的胶布，贴在有机玻璃反上面，铺平压紧，用切割刀按画线的大小切割开，治疗时，直接用蚊式弯血管钳夹取使用。

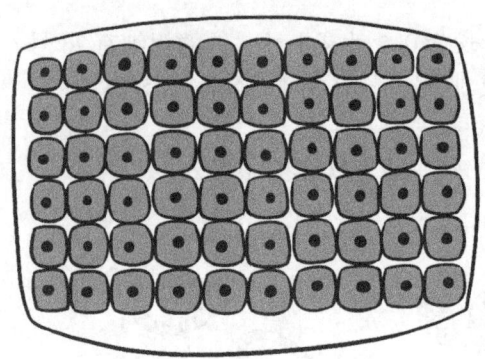

图 29 王不留行贴压板

5.3 其他用品

(1) 注射药物

维生素 B_1、维生素 B_{12}、利多卡因、黄芪注射液、当归注射液、板蓝根注射液、阿托品、普鲁卡因等。

(2) 艾灸用品

艾条、艾炷、灯心草等。

(3) 器具

眼科手术刀、氦-氖液光器等。

6 耳针操作的技术规范

6.1 毫针疗法

毫针疗法是运用毫针刺激耳穴治疗疾病的方法。此疗法便于行针加强刺激，适用于需要强刺激或顽固性疾病，如急性腰扭伤、皮肤病、痛经、胆绞痛、胃痉挛等病症。选择30号粗细的0.5寸长的不锈钢毫针。

6.1.1 操作方法

1）寻找最佳刺激点：诊断明确后，根据病情需要，确定穴位处方（每次以3~5个穴为宜），在穴区内寻找最敏感点，即变色明显、电阻最低点、按压最痛点，为刺激最佳点，然后做标记备用。

2）消毒：先用2.5%碘酒溶液消毒，再用酒精脱碘，由内到外，由上到下，对耳郭整体消毒，尤其注意三角窝、耳甲腔、耳孔周围等部位的消毒。

3）体位和进针：一般采用坐位，如年老体弱、病重、初诊或精神紧张者，宜采用卧位。进针时，医者左手拇食二指固定耳郭，中指托着针刺部位的耳背，这样既能掌握针刺深度，又可减轻针刺疼痛。然后用右手拇食指持针，在最佳刺激点处进针。可选择快速插入的速刺法或缓慢捻入的慢刺法（图30）。

4）针刺深度：视患者耳郭局部的厚薄、穴位的位置而灵活掌握，一般刺入皮肤2~3分，达软骨后针能直立而不摇晃为宜，勿穿透耳郭背面皮肤。

5）针刺方向：位于耳甲艇、耳甲腔和三角窝的穴位，宜直刺即针体与皮肤呈90°进针；位于对耳轮、对耳屏内侧、屏间切迹等处穴位宜斜刺即针体与皮肤呈45°~60°进针；位于耳舟、耳垂的穴位或透穴宜横刺即针体与皮肤呈15°进针。

6）刺激强度：应视病轻重缓急、年龄体质而定。一般体壮病急的热证、实证、痛证等多行针，强刺激；体弱之虚证，少行针，轻刺激。行针用

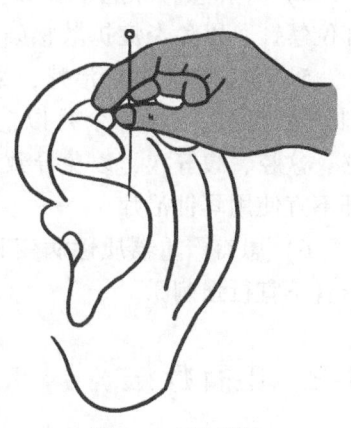

图30 毫针进针

捻转法，间隔时间依病情而定，一般每隔10分钟行针1次。

7) 针刺手法：对于年老体弱、久病或儿童患者，刺入耳穴后，不运用手法仅留针称单刺法；对于一般慢性病，刺入耳穴后，小幅度来回捻转，持续刺激20~30秒钟称捻转法；对于急性病和痛证，刺入耳穴后，将毫针上下提插10~20次称提插法。

8) 留针：留针时间一般为15~30分钟。慢性病、疼痛性疾病留针时间适当延长，婴幼儿不留针，儿童、年老者不宜多留。为提高疗效，留针期间可每隔10分钟行针1次。

9) 出针法：出针时，医者左手托住耳背，右手将针起出，既可以边捻转边将针退出，也可以不加捻转，快速将针退出。出针后用消毒干棉球按压针孔，以防出血。

10) 治疗疗程：每日或间日1次，7~10次为1个疗程，疗程间隔3~5日。一般选取一侧耳郭，两耳交替使用，对于急性病者也可两耳同用。

6.1.2 注意事项

1) 针刺前要进行严格的针具和耳郭消毒，以防感染。针刺后如针孔发红、肿胀应及时涂2.5%碘酒溶液，防止化脓性软骨膜炎的发生。

2) 对扭伤和有运动障碍的患者，进针后适当活动患部，有助于提高疗效。

3) 患者在过饱、过饥、过度劳累、酒醉、体质虚弱、精神过度紧张时，宜采用卧位，不宜强刺激，可以采用替代针刺疗法的耳穴贴压法、灸法，以避免晕针。

4) 耳郭患有冻疮、湿疹、疖肿、炎症等时，应慎用或禁用，在伤面和炎症部位禁针，以免炎症扩散感染。

5) 孕妇进行耳针治疗，最好采用耳穴贴压法，并让患者自行按压，以避免刺激量过大；妊娠3个月以前最好不用，3个月以后避免刺激内生殖器、内分泌、盆腔、腹等穴，以免导致流产、早产。对有习惯性流产的孕妇，整个妊娠期都不宜使用耳针治疗。

6) 患有严重器质性病变和伴有高度贫血者不宜针刺。对严重心脏病、高血压者不宜行强刺激。

6.2 电针疗法

电针疗法是毫针疗法与脉冲电流刺激相结合的一种疗法。其适应证同毫针疗法，临床上更适用于神经系统疾病、内脏痉挛、哮喘等病证。

6.2.1 操作方法

1）先按毫针法，将毫针分别刺入所选定的耳穴，并要求针刺得气，然后将电针仪的输出线分别夹持上毫针体上。

2）在开启电针仪之前，将输出电位器调至"0"位置，然后开启电源开关，慢慢调高至所需输出电流量，切忌突然增强刺激而发生意外。

3）通电时间一般以 10~20 分钟为宜。每日或隔日 1 次，一般 7~10 次 1 个疗程，疗程间隔 5~7 天。

4）治疗结束先将电位器拨回"0"位，然后关闭电源，撤去导线，将毫针轻轻捻转几下起针。

6.2.2 注意事项

1）电针刺激量应根据病情决定，或以患者耐受度为准。一般以中小刺激为宜，切忌过强刺激。在治疗顽固性疼痛、下运动神经元性瘫痪等症时，可选用短时间患者感觉刺激较强的量。对年幼及胆怯患者，可选用较弱刺激量，通过几次治疗后再逐渐加至适量。

2）一对导线的正负二极应连接在同侧耳郭。一般负极接主穴。针刺两根针以上时，应远距离相接配对。

3）通电时两根毫针之间不能接触，以免短路。

4）如病情只需单穴电针，可把一根导线接在针柄上，另一根导线接上用水浸湿的纱布，固定在同侧离针稍远的皮肤上。

5）医者对初次接受电针治疗的患者，须讲明用电针时，会有温暖或困倦、沉重、麻木、烧灼、酸胀等感觉，并说明电针的性能与安全情况，消除患者对电针的恐惧心理。

6）通电过程中，人体会产生从适应到感觉变弱的转化情况，此时应适当地加大输出量。

7）电针亦分补泻法，可根据病情选择应用。补法为弱电流，刺激轻、时间短、频率慢，具有兴奋性。泻法为强电流，刺激重、时间长、频率快，具有抑制性。

8）使用电针应注意检查针体、针尖、针柄表面有否氧化，氧化可致导电不良，此时可用细砂纸磨净后，再将导线夹上或直接夹在针体上。如果针体、针尖已腐蚀，针尖变钝，毫针颜色变黑，此时不能再用，易发生断针。

6.3 埋针疗法

埋针疗法是将皮内针埋于耳穴治疗疾病的一种方法。临床常用于慢性疾病和疼痛性病变，可起到持续刺激、巩固疗效和防止复发的目的。

6.3.1 针具选择

皮内针的针具有两种（图31）。一种呈颗粒型，或称麦粒型，一般长1cm，针柄形似麦粒；一种呈揿钉型，或称图钉型，长0.2~3cm，针柄呈环形。前一种针身与针柄成一直线，而后一种针身与针柄呈垂直状。

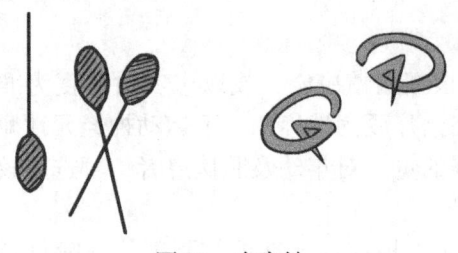

图31　皮内针

6.3.2 操作方法

1) 用探棒或耳穴探测仪测得所选耳穴的敏感点，并稍加压力，使之留下压痕。

2) 耳郭皮肤消毒后，医者左手固定耳郭，绷紧埋针处皮肤，若选择麦粒型皮内针，右手用镊子夹住针柄，沿皮下横向刺入，针身刺入0.5~0.8cm，针柄留于皮外，然后用胶布固定。若用图钉型，用镊子夹住针圈，对准穴位，直刺揿入，然后用胶布固定，也可将针圈贴在预先剪好的小块胶布中央，手执胶布直压揿入（图32）。

3) 一般埋患侧耳郭，必要时埋双耳。每日自行按压3次，每次留针3~5天，5次为1个疗程。

6.3.3 注意事项

1) 耳郭须严格消毒，避免感染。埋针处不要被淋湿、浸泡。夏季埋针时，留针时间不宜过长，以免感染。

2) 耳郭有炎症或冻疮时，不宜埋针。

3) 埋针处疼痛而影响睡眠时，则适当调整针尖方向或深浅度。

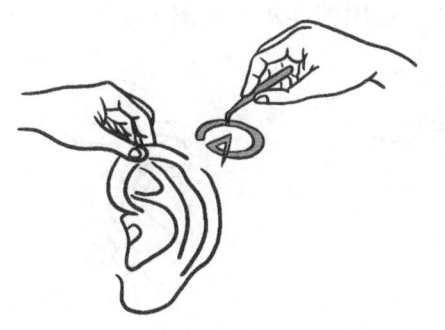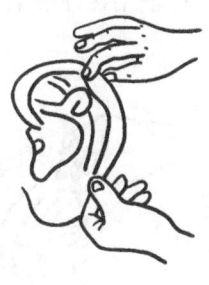

图32 埋针操作图

4）耳郭埋针胀痛不适感加重时，需及时检查埋针处有无感染，如针眼处皮肤红肿，应取出埋针，用2.5%碘酒溶液涂擦，感染重者给予抗感染治疗。

6.4 贴压疗法

耳穴贴压法，简称压丸法，是指用硬而光滑的药籽、药丸、谷类、磁珠等物在耳穴表面贴压并以胶布固定来治疗疾病的一种方法。该法是在耳穴毫针治疗疾病的基础上，替代耳穴埋针疗法的一种简便方法。此法既能持续刺激穴位，又安全无痛，无不良反应，目前广泛应用于临床。

6.4.1 物品准备

1）贴压物可因地制宜选用贴压材料。凡是表面光滑、质硬、适合贴压穴位面积大小，且无不良反应的物质均可选用，如油菜籽、小米、绿豆、莱菔籽、王不留行籽、白芥子等，也可用磁珠。此外还可用药丸如仁丹、六神丸、喉症丸等。临床上多用王不留行籽和磁珠。

2）王不留行籽应选成熟种子，筛选大小一致的籽，并用沸水淘洗2~3分钟，洗净、晒干，置于瓶中备用。

3）胶布剪成0.6cm×0.6cm的大小方块备用。

4）酒精、2.5%碘酒溶液，消毒干棉球或棉棒，镊子或蚊式弯血管钳，探棒、耳穴探测仪。

6.4.2 操作方法

1）按耳穴毫针法先探寻压痛点或低电阻点，确定治疗穴位，然后进行耳郭消毒。

2）将王不留行籽或磁珠1~2粒，粘贴在0.6cm×0.6cm大小胶布中央，左手固定耳郭，右手用镊子挟住贴敷在选用的耳穴上（图33）。

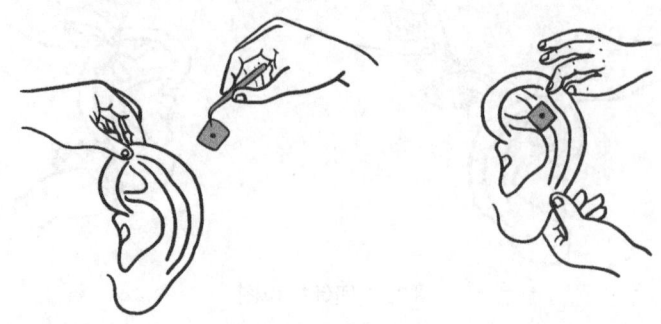

图33　王不留行贴压

3）用拇、食指在压丸局部从耳背和耳面同时施压，刺激耳穴。刺激强度以患者情况而定。一般选用中等刺激即耳郭发热、发胀或耳穴局部出现酸胀、疼痛灼热感。对于儿童、孕妇、年老体弱、神经衰弱者用轻刺激，实证、热证、急性疼痛、体质强壮者宜用强刺激法。

4）一般取单侧耳穴，两耳交替。也可双耳同取，耳穴轮换。

5）每日自行按压3~5次，每次每穴按压1~2分钟，3~5天更换1次。10次为1个疗程，休息1~2天开始下一疗程。

6.4.3　注意事项

1）防止胶布潮湿、贴敷张力降低和皮肤感染。对氧化锌胶布过敏，局部出现粟粒样丘疹伴有痒感或红肿，皮肤破溃组织液渗出时，可耳尖放血，贴压肾上腺、风溪穴。

2）耳郭贴压穴不宜过多，贴压后患者自行按摩时，以按压为主，切勿揉搓，以免搓破皮肤造成耳穴感染。

3）夏季贴压时，因多汗贴压时间不宜过长。

4）耳郭有冻疮、炎症时不宜贴敷。

5）孕妇做耳穴贴压时，宜用轻刺激，有习惯性流产史的孕妇则应慎用。

6.5　穴位注射疗法

穴位注射疗法是用微量药物注入耳穴，通过注射针对穴位的刺激和药物的药理作用，协同调整机体功能，达到防治疾病的目的。

6.5.1 物品准备

1）穴位注射药物种类：所选药剂要求酸碱度和浓度适中，对皮肤刺激性小。主要有0.5%～1%普鲁卡因注射液、维生素B_1、维生素B_{12}、维生素E、青霉素、链霉素、阿托品、洛贝林、黄芪注射液、丹参注射液等。

2）器具1～2ml注射器、26号注射针头等。

6.5.2 操作方法

1）选准穴位及药液，耳郭皮肤做常规消毒。

2）左手固定耳郭并把注射局部皮肤绷紧，右手持注射器，细心地将针头刺入耳穴的皮内或皮下与软骨之间，将针芯回抽，如无回血，则可缓慢地推注药液，按组织松弛情况酌量注入。每穴0.1～0.3ml，局部隆起豆大样药物肿泡，耳郭可产生痛、胀、红、热等反应。

3）注射完毕，针眼处如有渗血或药液外溢，可用消毒干棉球按压吸干，不宜重压或按摩药物肿泡，应任其自然吸收。

4）患侧或双侧耳郭注射，隔日或隔2日1次，7～10次为1个疗程。疗程间歇为一周。

6.5.3 注意事项

1）必须注意严格消毒，无菌操作，防止感染，防止组织坏死。严格按照药物注射的操作规程。凡能引起过敏反应的药物，必须预作皮肤过敏试验。

2）每次注射应适当调整穴位。注射药量为常规肌注或皮下注射量的1/10～1/5。

3）注射前应知晓所选药物的药理作用及禁忌事项、不良反应，刺激性较大的药物慎用，并对药液做仔细检查，包括是否失效、有无沉淀、有无变质等。

4）首次治疗年老体弱、畏惧者，注射部位不宜过多，剂量应酌情减少。

6.6 放血疗法

耳穴放血疗法是指用粗毫针或三棱针或眼科手术刀，在耳穴或耳背静脉处点刺、切割、放血的一种疗法。凡是瘀血所致疼痛、邪热炽盛所致的高热抽搐、肝阳上亢所致的头晕目眩或邪热上扰所致的目赤肿痛等症均可采用放血疗法。本法遵循"实则泻之"、"苑陈则除之"之法，具有疏通经络、祛瘀生新、泄热镇静、泻火止痛的作用，临床应用较为广泛。

6.6.1 操作方法

1）治疗前先按摩耳郭使其充血，施术前严格消毒放血部位及针具。

2）左手固定耳郭，右手持消毒粗毫针、三棱针或眼科手术刀对准选定耳穴迅速刺入 1~2mm 深，轻轻挤压针孔，使出血 5~10 滴，用消毒干棉球压迫止血。或用手术刀在耳背经脉处划割长约 0.5mm 的深小口，略溢出小血珠即可，然后用消毒干棉球按压贴以胶布，防止感染。

3）一般病症，两耳轮流放血，急症可双侧同时放血。

4）点刺放血可每日或隔日 1 次，急性病可 1 日 2 次。切割法通常一周 1 次。

6.6.2 常用耳郭放血部位及其适应证

1）耳尖：用三棱针在耳尖放血具有显著的祛风清热、通经止痛之功，临床上广泛用于发热、炎性病变、神经官能症、高血压、皮肤病、各种痛症、眼病及耳鸣、耳聋等。由于耳尖部位血管丰富，操作方法容易掌握，因此，耳尖是最理想的耳郭放血部位（图34）。

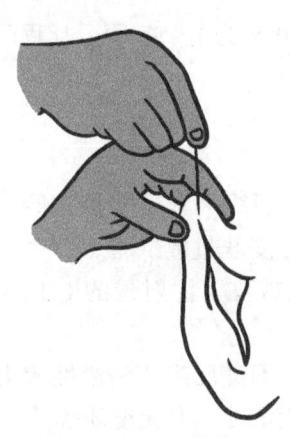

图 34　耳尖点刺放血

2）屏尖：用三棱针在屏尖放血有清热、止痛、镇静之功，用于发热、各种炎性病变、神经官能症。

3）耳背沟：用梅花针叩刺耳背沟出血有降压作用，用于治疗因高血压所致头晕、头痛、目眩、视物昏花及耳鸣等。

4）耳背络脉：用眼科手术刀在耳背络脉放血具有显著的祛风清热作用，常用于治疗皮肤病及炎性病症。

5）轮 1~轮 6：用三棱针点刺轮 1~轮 6 穴位具有显著的清热之功，常用于治疗各种急性病。

6.6.3 注意事项

1）术前按摩耳郭极为重要，直接影响到放血是否顺利，与疗效有密切关系。

2）严格消毒，无菌操作，术后尽量减少汗液及水湿以免污染创口，防止耳郭感染。

3）采用粗毫针或三棱针放血时，不宜刺入太深，以免损伤耳郭软骨。

4）耳背静脉需多次放血者，应从静脉远心端开始，不宜首次就在中央划割。术毕宜用棉球按压，不要揉擦，否则皮下易有瘀血而影响治疗。

5）虚弱患者出血不宜过多，孕妇、患出血性疾病或凝血功能障碍者，禁用此法治疗。

6.7 灸法

耳穴灸法是通过温热刺激耳郭，达到温经散寒、疏通经络的目的，用以治疗疾病的一种方法。最早的文献记载见于唐朝时的《千金翼方》，"耳灸耳后阳维穴治风聋耳鸣。"浙江民间迄今仍用油浸灯心草灸耳尖穴防治角膜炎和腮腺炎等。耳灸法有温经散寒、疏通经络、止痛消肿的作用，多用于治疗虚证、寒证和痛证等。

6.7.1 操作方法

耳穴灸法很多，现将常用而简便的4种方法，按操作步骤和适应证分述于下。

（1）灯心草灸：取灯心草3~4cm，将一端浸入植物油（麻油或豆油）中约1cm，用火柴点燃，迅速向穴位一触即起，随即有"啪"的一声发出，在施灸处出现一个绿豆大小的水疱，不要破皮，让其自然吸收。灸后局部保持清洁，防止感染，一两天内最好不要沾水，会结痂，待其自然消退即可。以响"啪"的一声为一壮，每次灸1~2穴，每穴一壮，每日或隔日灸一次，单侧有病灸单侧，双侧有病灸双侧。此方法主要用于治疗急性腮腺炎、急性咽喉肿痛、急性结膜炎、带状疱疹等急性病症。

（2）线香灸：因耳郭小而穴位集中，在临床上常用点燃卫生线香对准所选耳穴加以灸治。灸疗时穴位不宜过多，一般取2~3穴，灸之强度以患者感到温热而稍有灼痛为度，每穴灸治10~15分钟，隔日或每日1次，视病情可取双耳或单耳。1个疗程7次。

（3）火柴灸：用点燃火柴头对准所选穴位，吹灭火光，速将余火刺灸耳穴1~2秒钟，每次灸1~2穴，双耳交替灸之。

（4）艾条灸：将艾条点燃后，对准所选耳穴，距施灸耳穴皮肤2cm左右施灸，以局部温热、充血红润为度。每次选灸1~3穴，每穴灸治3~5分钟，每日或隔日灸1次，7~10次为1个疗程。用于治疗痿证、腰背疼痛、颈椎病等（图35）。

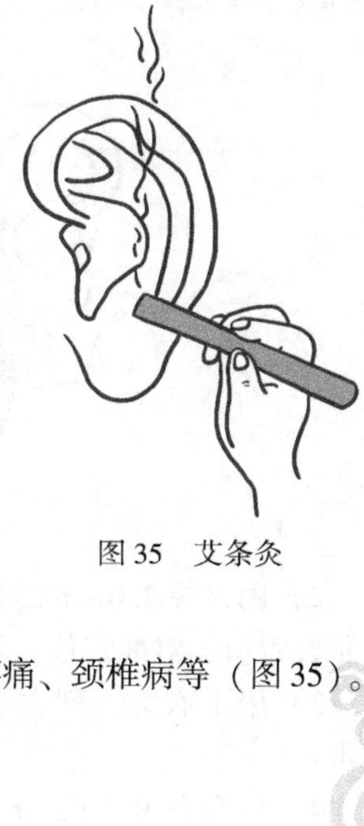

图35 艾条灸

6.7.2 注意事项

1) 耳灸时应将头发隔开，以免不慎燃着头发。

2) 耳灸时以皮肤充血，并感到温热，稍有灼痛，但未起水疱为宜。如烧灼起泡或皮肤呈灰黑色，应用蛋黄油或獾油涂敷，注意不要破皮，以免继发感染引起耳软骨膜炎。小水疱可任其自然吸收。

3) 复灸时应更换耳穴。精神紧张、严重心脏病者、孕妇慎用此法。

6.8 耳夹法

耳夹法是用耳夹代替毫针刺激耳穴治疗疾病的一种方法。此方法患者可自行操作，或作为耳针治疗后巩固疗效之用。此法适用于耳垂、耳舟、对耳轮、耳轮及耳腔外围部位的耳穴。对扁桃体炎、咽炎、结膜炎、牙痛、头痛、内脏痛、肩痛疗效好，还可用于耳穴麻醉拔牙等。

6.8.1 材料准备及操作

1) 用回形针制作。将针的一头折弯90°，与回形针的另一头的回形面垂直，治疗时将折弯的一头做"针尖"对准耳穴，另一头即回形圈置于耳背面，用针尖刺激耳穴（图36）。

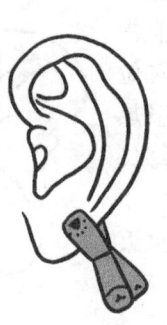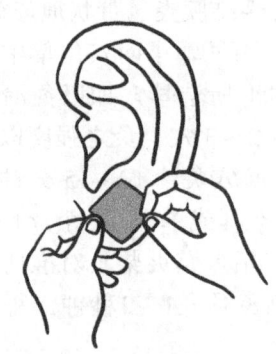

图36 耳夹法

2) 用直径2.0mm的弹性钢丝制成钳形耳夹。治疗时拇、食两指持钳柄，用力张开钳口，对准穴位，耳穴前后加压刺激穴位。

3) 用木衣夹，削去衣夹头部的斜面，留存两面夹点，将木夹夹在耳穴上即可。

4) 每次夹30~60分钟，每日1~2次，10次为1个疗程。

6.8.2 注意事项

1）耳夹压力要适中，过重患者不宜接受，过轻不易取效。
2）穴位处有炎症及破损、感染者忌夹。
3）耳夹面要光滑，防止刺伤皮发，发生感染。

6.9 梅花针疗法

耳穴梅花针疗法是在体针皮肤针刺法基础上演变而来，在耳郭表面点刺同样具有疏通经络、调节脏腑功能的作用。这种疗法的适应证较广，尤其适用于老幼体弱者，临床上对头痛、内脏疼痛、神经麻痹、神经衰弱、痛经、皮肤病、哮喘等疗效较好。

6.9.1 针具准备

耳穴梅花针可用 5 枚 1.5 寸毫针用丝线捆扎在一起，针尖呈梅花形，并保持在同一水平面（图 37）。

6.9.2 操作方法

1）患者自行按摩耳郭数分钟，使耳郭发热呈充血状态。
2）患者耳郭消毒后，术者左手固定耳郭，右手持自制梅花针，对准选择治疗的耳穴区域，快速的、雀啄样点刺，由轻到重，以局部充血、发热和少许渗血为度。

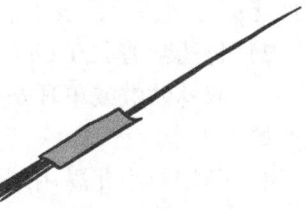

图 37　自制梅花针

3）治疗结束，先用消毒棉球擦净渗血，再以 75% 酒精棉球消毒局部。
4）根据病情隔日或 3~4 天治疗 1 次，7 次为 1 个疗程。

6.9.3 注意事项

1）术前仔细检查针具，针尖过钝或带钩时，均须更换。针尖要平齐，防止叩打时疼痛或影响疗效。
2）严格掌握禁忌证：耳郭局部皮肤病、炎症、烧烫伤与冻伤。孕妇应慎重。
3）严密消毒针具、耳郭，保持耳郭清洁、干燥，防止感染。

6.10 贴膏法

耳穴贴膏法是用有刺激性的药膏贴在耳穴上治疗疾病的方法。此法通过药物的刺激作用而产生治疗效果,具有通经活络、行气活血、祛风除湿、镇静止痛等功效,适用于鼻炎、副鼻窦炎、咽喉炎、气管炎、胃痛、头痛、四肢关节痛、腰腿痛、高血压等病症的治疗。

6.10.1 橡皮膏种类

消炎解毒膏:来源多,疗效好,对儿童较为适用。
香桂活血膏:芳香味强,利于疏通经络,适于关节痛、腰腿痛。
活血镇痛膏:刺激性强、黏性大,易贴耳郭,适用于脑血管疾病。
伤湿止痛膏:刺激性强、渗透力强,适用于关节痛。

6.10.2 操作方法

1)贴膏前应清洁耳郭,用酒精棉球将局部擦洗干净,使药膏能牢固粘贴,药性能更好地渗透到皮下。

2)将药膏剪成 0.6cm×0.6cm 左右的方块,贴敷到选定的耳穴上。

3)双耳贴敷或单耳贴敷均可。天热时宜勤换贴,10 天为 1 个疗程,休息 5 天开始下 1 个疗程。

4)孕妇及小儿忌用刺激性较大的药膏。

5)耳穴皮肤破损者不宜贴敷。

6.11 按摩法

耳穴按摩法是指用双手在耳郭不同部位上进行按摩、提捏,以防病治病的外治法。耳郭相当于倒置的胎儿,按摩耳郭如同做全身按摩,可以激发经气,通经活络,调理脏腑,不仅可以保健,还可作为头痛、神经衰弱、高血压等疾病的辅助治疗。

6.11.1 操作方法

(1) 耳郭按摩法

1)全耳腹背按摩法:双手掌心摩擦发热后,按摩耳郭腹背两面,先将双手对准耳郭前(腹)面,做耳郭前面按摩,然后按摩耳郭后(背)面,来回按摩

6~8次，使双耳充血发热。此法疏通全耳经络，调节脏腑功能。

2）手摩耳轮法：双手握空拳，以拇、食二指沿着耳轮4向上至耳轮1（图38），到肛门、外生殖器、尿道穴，来回按摩直至耳轮充血发热即可。经常按摩耳轮可健脑、补肾、强健身体。

3）提拉耳垂法：双手自行提捏耳垂，食指放在屏间切迹内分泌及对耳屏内侧皮质下，拇指放在与食指相对的耳背部，手法由轻到重，每次3~5分钟，每日早晚各1次。此法可以治疗头痛、头晕、神经衰弱、小儿惊风，此外还可调节内分泌、调节情绪、预防感冒、明目聪耳、美容等。

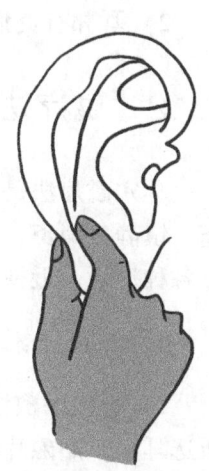

（2）耳郭穴位按摩法

1）点按法：用压痛棒点按与疾病有关的穴位或用指尖对准穴点按，每穴点按1~2分钟，压力由轻而重，以局部有胀热痛为宜。此法治疗疼痛疾病，并有预防、保健、养生之功。

2）掐按法：用右手拇指，对准耳前穴位点，食指对准耳后与耳前相对应的穴位点进行掐按，由轻到重，每次点掐按1~3穴。此法适用于疼痛疾病。

图38 耳郭按摩法

3）揉按法：在穴位区点处用压痛棒或指尖对准相应耳穴以顺时针方向揉按，压力由轻到重，以局部有热胀感、舒适感为宜。此法适用于婴幼儿、体质敏感者，可治疗疼痛性疾病、消化不良等。

（3）耳穴分区按摩法

1）耳屏按摩法：用两手指指腹在耳屏外侧面及内侧面，按上下顺序揉按各20次。此法可预防感冒，治疗头面五官疾病。

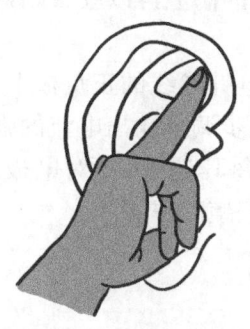

2）对耳屏按摩法：用两手食指、中指指腹提捏对耳屏，顺其走行方向由前下方向外上方来回按摩。此法可以调节大脑皮质兴奋和抑制功能、脏腑功能及心血管收缩功能，起到健脑、强身功能，用于治疗头痛、头晕、失眠、心悸等。

3）三角窝按摩：用两手食指指尖，在三角窝按揉数次（图39）。此法可防治妇科病、前列腺炎、阳痿、遗精等，此外还有降压、疏肝、镇静、止痛、利眠之功。

图39 三角窝按摩法

4）耳甲艇按摩：用两手食指尖或中指尖在耳甲艇区从内向外，再从外向内按摩5~8次。此法可防治胃肠病、肝胆区疼痛，并有利尿消肿、促进消化吸收之功。

耳甲腔按摩：用两手食指尖，在耳甲腔点、按、揉。此法可防治胸痛、咳喘、心悸等。

6.11.2 注意事项

1）耳穴按摩贵在坚持，方能奏效。
2）耳郭有炎症、冻疮时，暂不用此法。

6.12 磁疗法

耳穴磁疗法是用磁场作用于耳穴治疗疾病的一种方法。本法具有良好的镇痛、镇静、消炎、消肿、止痒、催眠、止喘和调整自主神经功能的作用。其适用于各种痛证、近视、哮喘、神经衰弱和自主神经功能紊乱、皮肤病、妇科病等。

6.12.1 操作方法

1）直接贴敷法：明确诊断取穴，将磁珠或磁片置于胶布中央，直接贴敷于所选耳穴。贴磁片时，将磁片按异名极对置敷贴耳郭前后，使磁力线集中穿透穴位，更好发挥作用。双耳或单耳均可。磁珠不要超过4粒，磁片不要超过2片。此法对皮肤病效果好。

2）间接贴敷法：在磁珠或磁片外层裹以薄层脱脂棉花，而后固定于患处局部或耳穴，这样可以减少因磁片直接接触皮肤产生的不良反应，以防止吸力过大，造成局部坏死，或以薄层棉花包裹磁珠，塞在患者外耳道内，治疗耳鸣、耳聋。

3）埋针加磁片法：先按埋针法将毫针埋入所选耳穴，针柄上再以胶布贴敷固定一粒磁珠。本法对皮肤病、痛症效果较好。

4）磁电法：选用1T以上的磁珠或磁片，预先焊接在电针导线的正负极上，然后固定在耳穴敏感点上，接上电脉冲治疗仪，按电针法逐步调节输出电流的强度，加大至最大耐受量，使脉冲电流通过磁体导入体内。每耳选1~2对电极，每次通电15~30分钟，隔日或每日一次，此法有较好的镇痛镇静作用。

6.12.2 注意事项

1）耳穴磁疗法取穴要少而精，过多会干扰磁场，影响疗效。
2）耳穴磁疗时，要注意磁体南北极相对贴压，若耳郭正面皮肤为北极，耳背皮肤应为南极，使磁力线穿透该穴位。
3）磁疗中有5%~10%的患者会出现头晕、恶心、乏力、嗜睡、局部灼热、刺痒、起水疱或瘀斑等反应。个别会出现心悸、兴奋、失眠。有的几分钟内即消失,有的也可持续数天,诸症均能自行消退。只有1%左右的患者,症状有持续加重的趋势,但将磁体取下后,症状亦可随之消失。

4)磁疗时,所采用的磁体开始不宜过大、过多。治疗后,有些慢性病症状虽已消失或有改善但未痊愈,必须继续治疗。如停止过早,常易导致复发。

6.13 光针疗法

耳穴光针疗法是用激光照射耳穴产生刺激和热作用,代替古典针刺达到治病的目的。此法无痛、无菌、无损伤、无不良反应,治疗时间短,每次每穴仅需2~3分钟。本法适用于高血压、哮喘、痛经、过敏性鼻炎等疾病,畏针及年老体弱者,儿童尤为适宜。

6.13.1 操作方法

1)使用激光机,应检查各种电源开关,并调到断开位置,然后接通电源,调节电压,待红色激光束稳定输出时,达到该机最佳工作范围,即可顺序照射耳穴。

2)每日1次或隔日1次,每穴照2~3分钟,根据病情可双耳同时或交替照射,10次为1个疗程,休息7天开始下个疗程。

3)照射完毕,应先调节旋扭到"0"位,然后再关闭电源。

6.13.2 注意事项

1)激光管线要分清正负极,切勿接错。

2)激光治疗室内必须尽量减少反射区,以免损伤眼睛,切忌眼睛直视任何种类的激光束,室内光线要充足,照明要好,这样可使瞳孔充分缩小,有必要时戴防护眼镜。

3)激光照射部周围的正常组织和重要器官,最好用盐水纱布保护。

4)为了保护激光管正常放电,不用时,要定期检查。每月要点燃激光管2次,每次放电30分钟,可延长其使用寿命。

7 耳针技术的操作规程

7.1 术前准备

(1) 与患者沟通

为了取得患者的积极配合,在治疗前,应向患者进行必要的解释,包括针刺后耳部出现的各种反应、治疗所需的时间、疾病的预后等,尤其对初诊患者,更加必要,以免患者产生恐惧心理,或不愿意接受本疗法的治疗,或不能连续治疗而影响效果。

(2) 消毒

在术前,除对针具消毒外,对治疗部位,也应严格地消毒,以免造成感染。由于耳郭的肌肉浅薄,容易造成耳软骨膜炎,消毒先用2.5%碘酒溶液消毒,再用酒精脱碘,由内到外,由上到下,对耳郭全部消毒,尤其注意三角窝、耳甲腔、耳孔周围等部位的消毒。

(3) 检查

治疗前必须仔细检查所用治疗针具是否合格、治疗仪器是否能正常使用、治疗所需的药物是否符合标准,其他的治疗器具是否齐全。

(4) 选择最佳刺灸方法

耳针的方法很多,不同的刺灸方法,所适应的病症有所不同,根据不同的患者、病情应选择最佳刺激方法,保障最好治疗效果。

7.2 耳穴诊断

耳穴诊断简称耳诊,是通过观察耳郭上穴位的各种不同病理变化来辅助诊断和鉴别诊断疾病的一种方法。耳穴诊断以全身疾病定位诊断为主,并可对部分疾病作出定性和鉴别诊断。临床常用耳穴诊断方法有望诊法、触诊法、压痛法和电测定法四种。

7.2.1 耳穴诊断在临床上的意义

1) 用于常见病的诊断和辅助诊断:通过大量临床实践观察发现,耳穴诊断对许多疾病有较高的诊断价值，其中以内科、外科、妇科等40余种常见病诊断率较高，耳穴诊断与实际病情符合率在79%以上。

2）用于某些病症早期诊断和鉴别诊断：根据文献报道，有些疾病在患者自觉症状或一般检查发现异常之前，即可在耳穴上表现出来，这为早期诊断提供了依据。

3）用于大规模健康普查和病例筛选：耳穴诊断安全、方便、经济，在大面积人群健康普查方面有不可忽视的作用。对云娜山层接触粉尘的矿工进行硅沉着病耳穴探查，与X线片对照，诊断硅沉着病的负荷率在80%以上。

7.2.2 望诊法

望诊是通过肉眼或借助放大镜在自然光线下，观察耳郭皮肤上有无变形、变色等"阳性反应物"，如凹陷、脱屑、水疱、硬结、疣赘、软骨增生、充血、色素沉着等，并依据其所在耳穴对疾病作出诊断。

（1）耳郭望诊的方法（图40）

1）患者取坐位（一般），耳郭充分暴露在自然光线下，医者两眼平视，以拇指和食指捏着耳郭，自上而下，由里而外，顺着耳郭的解剖部位，仔细观察耳郭各区的"阳性反应物"。注意先不要用手或探棒按压和乱摸，以避免耳郭充血，以致改变其本来的状态。

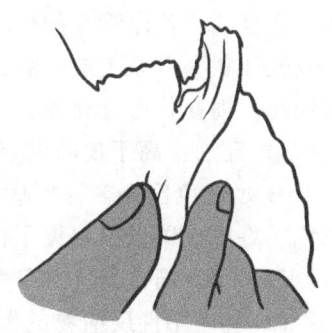

图40　耳郭望诊方法

2）待耳郭前面望诊结束，再检查其背面。因为有的疾病不但在耳郭前面呈现阳性病理反应，其背面也出现，有时甚至比前面表现更典型、更明显，阳性率更高。

3）若发现可疑的"阳性反应物"，要取双耳对照比较，排除假阳性，如为局部冻伤、外伤及耳郭自然的变异、色素沉着等，必要时用干棉球轻轻擦掉污物，对病理异常的部位、色泽及范围进行分析。必要时用探棒或手按压确诊即"一看二压"。

4）观察耳甲腔、耳甲艇、三角窝等不易暴露部位，需用探棒将耳轮下脚等处扩展或用中指顶其耳背使之暴露，以便观察。

（2）望诊阳性反应物的类型和临床意义

1）变色：耳郭穴区色泽改变。常见的变色有点状或片状红晕，暗红，暗灰，苍白，中央白色边缘红晕等。此阳性反应，占45%左右。变色多见于各种炎性病变及妇科病。点状、片状红晕或充血，有的边缘不清，有的边缘清并有油脂样有光泽者多见于急性炎症或慢性炎症的急性发作；若点状、片状白色或暗红色凹陷、隆起，枯燥无光者，多见于慢性器质性疾患或炎症好转期。

2）变形：耳郭穴区变形有结节状隆起，点状凹陷，圆圈性凹陷，条索状隆起，条索状凹陷，纵横交错性线条等。此阳性反应占20%。线条状，圆形隆起或凹陷，月牙形凹陷，白色或暗红色的瘢痕，多见于各种手术后或外伤后瘢痕；如皮色暗红，皮下有推之不移动的栗粒状结节或结节状隆起，按之剧痛者多为结石或肿瘤；呈条索状隆起，多见于关节病变；呈环状或指纹状皱褶，多见于失眠、冠心病。

3）脱屑：白色或灰色糠皮样皮屑，不易擦去，此阳性反应占10%，多见于肺区。不易擦掉的糠皮样脱屑和发癣样分泌物，多见于各种皮肤病、内分泌功能紊乱、胃肠消化吸收功能障碍、妇科病和便秘。

4）血管充盈：血管充盈或扩张占10%，常见于急性炎症、痛症、出血和心脑血管病。若血管充盈明显呈红色，或暗红色，或青紫色，则为急性炎症；如局部虽见红色暗红色、青紫色或暗灰色改变，但血管充盈不明显，则为慢性病变或疾病恢复期；若血管充盈呈环状或弧状，多见于风湿性心脏病；若血管充盈呈蝌蚪或鼓锤状，多见于冠心病；若血管主干充盈扩张，其间呈条状中断者，多为心肌梗死；梅花状血管充盈，多见于肿瘤。

5）丘疹：高于皮肤的点状、结节状或扁平状隆起，水痘样红色或白色丘疹，占15%。红色丘疹多为疾病急性期；白色丘疹多见于病情稳定期。若丘疹呈暗灰色、鸡皮疙瘩者，多见于神经性皮炎。

(3) 耳穴阳性反应物的特点

1）耳穴阳性反应物的形象特征与相应疾病的形象特征相似，如炎症具有红肿，炎性渗出物有光泽，故阳性反应物表现为红色油润有光泽；慢性肥厚性胃炎，表现胃壁增厚，灰白，耳穴"胃"表现为白色，皮肤增厚。

2）耳穴阳性反应的位置多出现在相应耳穴处，如膝关节疼痛，可在耳穴"膝"出现血管充盈；胃痛，耳穴"胃"出现变色、变形。

3）耳穴阳性反应物的出现符合藏象和经络理论，如皮肤病多见于耳穴"肺"；消化不良、腹泻多见于耳穴"脾"；坐骨神经痛可见于耳穴"膀胱"。

(4) 望诊的注意事项

1）望诊时光线要充足，以自然光线为宜，令患者面光而坐，不可背光望诊。

2）望诊前，耳郭不可揉搓、擦洗、热敷、理疗，如耳郭皮肤不清洁，影响望诊，可用酒精棉球顺一个方向轻轻擦拭，休息片刻再进行检查。

3）注意个体差异，注意男女老幼不同的耳郭反应，区分耳郭解剖畸形。

4）耳郭上的"阳性反应物"与气候、出汗程度有关，春夏季耳郭皮肤偏湿,易见到充血;秋冬季干冷,耳郭皮肤干燥,血管收缩呈白色;皮肤汗腺分泌旺盛者,耳郭油润;从事露天作业,日晒较多的人,耳郭皮肤的色素沉着和角化部明显。

5)望诊时,力求排除"假阳性"。正常人耳郭上也常出现不同反应,如痣、疣、色素沉着、小脓疱、冻疮、瘢痕等。鉴别的方法用压痛法,有压痛者则属病理反应,反之则为"假阳性"。

6)各区反应与全身系统的联系如"心主神明",神经和精神系统的病症在耳甲区15区有反应;"肺主皮毛",皮肤病时可能在气管区出现糠皮样脱屑;脾胃表里,如胃及十二指肠溃疡病、消化不良即耳甲4、5、6及13区出现反应。

7.2.3 触诊法

触诊法是医生用手指指腹触摸耳穴以发现形态改变的一种耳诊法。

(1) 触诊的方法

医者两眼平视,以食指紧贴耳背,拇指指腹轻抚耳郭前面,两手指顺着耳郭解剖部位逐穴仔细触扪,辨别耳郭有无形态、质地、有无隆起、增厚、结节及其大小、硬度等情况。

(2) 触诊阳性反应物的类型和临床意义

对耳屏与对耳轮之间增厚者,多为神经衰弱;对耳轮体部增厚者,多见于脊椎病变;躯干四肢的相应耳穴部位出现条片状隆起,多属于该处软组织损伤;在肝、胆、脾、胃触及隆起,要注意有无结节、软硬度、移动否、隆起形态和疼痛敏感程度,如在耳郭肝区触及海绵状隆起,多为脂肪肝;胆区触及片状、质硬的隆起,则为慢性胆囊炎的表现;结节状隆起,质地较硬,压痛明显,有肿瘤可能性,要结合临床进一步确诊。

(3) 触诊注意事项

触诊过程中,用力大小要适当,在按触耳郭解剖部位时要有顺序进行,避免遗漏阳性反应点。发现阳性反应物,需结合其他诊断方法综合辨证确诊。

7.2.4 按压法

按压法(图41)又称压痛法,即用金属探棒、毫针柄或火柴棒,均匀按压耳穴区,通过寻找压痛点来诊断疾病的一种方法。临床多用于急性炎症和疼痛疾病的探查和鉴别诊断。

(1) 压痛方法

医者两眼平视,左手扶住患者耳郭,右手持探测棒,均匀用力,逐次按压耳穴,从中找出压痛点。

上篇 耳针技术概论

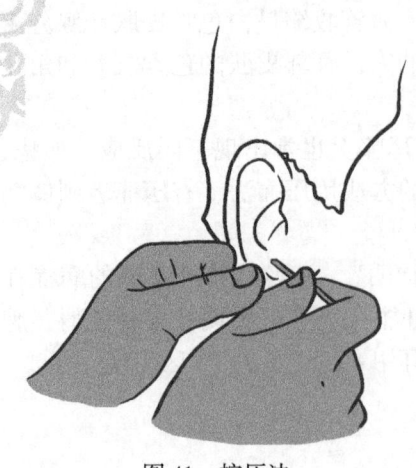

图41 按压法

临床探查方法有两种，一种是根据症状、体征在某些穴（区）做重点探查；另一种方法为普遍探查。重点探查时，在与疾病相应的耳区从周围逐渐向中心探压，或对肉眼观察所发现的阳性反应点进行探压，用同样压力测其他对照穴，避免主观因素干扰，挑选压痛最敏感的反应点；普遍探查时，一般先探查内脏区即耳甲区、三角窝、耳舟、对耳轮、耳垂、耳屏，再对耳背由上向下探查。

(2) 疼痛评级

一般以有压痛为阳性，无压痛为阴性，呼痛但能忍为Ⅰ度（+），呼痛皱眉，眨眼为Ⅱ度（++），痛不可忍，躲闭，流泪，出汗为Ⅲ度（+++）。

(3) 临床意义

对于耳穴压痛点的出现，要根据藏象学说、现代医学理论以及耳穴的经验取穴等综合进行分析，作出临床诊断。一般来说，人体患病时，耳郭上的压痛敏感点往往可以在多处出现，但（+++）压痛点，则通常出现在与病变位置对应的代表区内；耳穴的压痛敏感现象，以症状发作时明显，与患病脏器同侧的相应耳穴反应尤甚；同一机体有多种疾病存在时，（+++）压痛点总是在当前作为主要矛盾的疾病"代表区"内出现。主要矛盾改变，压痛敏感点的位置也跟随变化；病程短者，压痛反应较明显；病程长者，耳郭压痛敏感程度明显减低。人体的生理变化，特别是某些激素水平的变动，也能引起耳穴痛阈下降，但压痛敏感程度普遍比疾病时的压痛敏感程度低。

(4) 压痛法的注意事项

1）探查穴区，压力要保持均匀，切忌时轻时重，更不要带主观意图在认为有病的穴区加大压力，更不要暗示患者。

2）压痛点又是治疗点，所以一定要准确无误，才能提高疗效。

3）要使患者精神放松，避免过度紧张，对于痛觉敏感者，用力宜轻，否则会出现假阳性反应点。

7.2.5 电测定法

电测定法是测定耳穴皮肤电阻，并将患者耳郭与疾病有关的耳穴区低电阻点作为以内疾病诊断参考和治疗时的定穴依据。

（1）耳穴的电特性

耳郭皮肤的电阻范围 10 万～500 万 Ω。当人体患病时，与病变部位相关的耳穴上电阻值会明显降低，电阻范围为 2 万～50 万 Ω。耳穴探测仪就是把异常低电阻信息转化为声光、数字灯方式指示出来，借此来诊断疾病。

（2）耳穴探测仪使用方法

1）将探笔插入耳穴探测孔内，术者手持探笔，把握极交给患者紧握。

2）打开电源开关，把探笔头置于上耳根，慢慢调整电位器开关，使探测仪的喇叭发出"嘟嘟"声，此时的电阻值为该患者的"基础电阻"。

3）探测时，可以按顺序测即从三角窝—耳甲艇—耳甲腔—耳舟—对耳轮—轮屏切迹—对耳屏—耳垂—屏间切迹—耳屏—屏上切迹—耳轮脚—耳轮—耳背，逐点逐穴探测，适用于普查和门诊患者的诊断。也可以重点查，即当探查到某一敏感点时，接着将诊断某一疾病有关的其他穴位，仔细进行探查比较，以便作出初步诊断和鉴别诊断。

（3）临床意义

1）耳穴探测仪的参数不同，计量方法也不同，临床上一般根据电阻降低的程度，粗略地把测出的电阻值分为三级。弱阳性，声响弱、音调低，不伴刺痛；阳性，声响强、音调仍低，伴有刺痛；强阳性，声响强、有音调改变，伴有强烈刺痛。

2）耳穴电测定时，疾病在耳郭出现低电阻点的部位不止一处，但总以与疾病部位相对应的耳穴区电阻值最低，并有强烈刺痛。此区对疾病的诊断有意义。

（4）注意事项

1）电测前不宜擦洗耳郭，以免耳郭充血发热，导致导电量普遍增加，假阳性出现率增多。若检查者耳郭油渍分泌多，运动后出汗，或灰尘不洁者，需擦洗耳郭，休息 30 分钟后再测。

2）电探测时，外加刺激电流的性质、电流大小、测定时间、测定压力、方向和探笔的质量都影响测定结果。一般每穴测定时间不宜超过 3 秒；探查压力一般要求耳郭软骨处的穴位应稍重，在耳郭肌肉脂肪丰富处的穴位压力稍轻。

耳郭的皮肤电阻值，个体间差异很大，小儿及长期室内工作者，电阻值偏低；老年性皮肤干燥者、经常野外作业者电阻值偏高。同一个体的耳郭，也有左右及不同解剖结构部位的差别。

3）某些耳穴，特别是反应内分泌功能的耳穴，经常出现随机体功能而变化的倾向，如内分泌穴电阻值会随着月经期的变化而变化；随着妊娠月份的增加三角窝内低电阻点数目也增加。

4）耳郭皮肤破损时，其破损部位的电阻值极低。

5) 要注意假阳性反应点的鉴别。多数人的研究表明三角窝的内生殖穴、耳甲艇的艇角、大肠、膀胱、食管、贲门、缘中、锁骨、肩穴等易出现阳性反应，但在病史、体征及实验室检查未发现异常，这些部位可视为假阳性反应点。

7.3 耳针取穴原则

耳针治疗应在中医脏腑、经络学说和现代医学理论相结合的原则指导下取穴，这是耳针治疗成败的关键。目前临床常用方法有以下几种，可以互相贯通、联合运用。

(1) 根据疾病相应部位取穴

根据脏腑相应部位取穴是最简易、最基本的取穴方法。根据患者病症的具体解剖部位，取其耳郭相应穴区，即心病取心区、膝关节疼痛取膝区、妇科病取内生殖器区。耳郭犹如人体的倒置缩影，躯体、脏腑、器官在耳郭均有其相应的分布区，当机体某个器官、某个脏腑、某个肢体部位患病时，在耳郭的相应部位上会出现阳性反应点，如低电阻、疼痛、变色、变形等，这些即为治疗疾病的首选穴区，也是治疗取得疗效的主要穴区。例如，急性腰扭伤取腰穴等。

(2) 根据脏腑经络辨证取穴

脏腑辨证取穴是根据中医藏象理论，按照各脏腑的生理功能和病理表现进行选穴，这样可以克服头痛治头、脚痛治脚的弊端，获得标本同治的效果。例如，皮肤病，按"肺主皮毛"的理论，可取"肺区"；失眠，按"心主神明"的理论，可取"心区"，以宁心安神；脱发，按"肾其华在发"，可取"肾区"来治疗。经络辨证选穴是以经络学说为指导的取穴原则。经络所过，主治所及，如前额头痛，其部位为足阳明胃经循行所过，故取"胃区"；偏头痛，其部位在胆经循行部位，故取"胆区"；齿痛，手阳明大肠经"入上齿"中，足阳明胃经"入下齿"中，故取"大肠区"和"胃区"治疗。

(3) 根据现代医学理论取穴

现代医学理论取穴，多用于机体神经、内脏、内分泌等疾病的治疗。例如，消化性溃疡，现代医学认为病位多在胃、十二指肠，病因与大脑皮质功能紊乱有关，从而影响自主神经功能和内分泌功能，所以在治疗取穴时不但要取胃、十二指肠穴，还须取皮质下、交感、内分泌等穴，以调整其皮层和内脏功能，纠正自主神经和内分泌功能紊乱；月经病主要与内分泌系统的功能失调有关，因此治疗月经病一定要选用内分泌穴。

(4) 按穴位功能取穴

耳穴各有其特定功能主治，临床上可以按照病情需要，选取有针对性功效的耳穴治疗。例如，神门穴，具有镇静止痛、消炎止痒的功能，所以在临床上痛症、失眠、炎症和皮肤瘙痒症都选神门；耳尖放血可退热、降压、消炎、抗过敏，所以发热、高血压、过敏性疾病患者都可用耳尖放血。

（5）按临床经验取穴

耳针是实践医学，随着耳穴诊疗的发展和推广，耳穴治疗经验日益丰富，从事耳针临床的医生不断总结出自己的成功经验，发现耳穴新的功用。例如，交感穴可以调节交感和副交感神经，能调节血管舒缩功能，以扩张血管为主，治疗脉管炎和雷诺病，此外交感穴还抑制胃酸分泌，治疗浅表性胃炎和胃酸分泌过多，萎缩性胃炎要禁用；胃穴除用于治疗消化系统疾病外，还可用于治疗神经系统疾病，可镇静、安神，治疗失眠。

选穴须注意精炼，一般以选用2~3穴为宜。一侧病取同侧穴，两侧病或内脏病取双侧穴，也可左病取右，右病取左。

7.4 耳针治疗中常见反应

耳郭是经络、神经汇集之所，是一个局部反应整体全部信息的中心，相当于计算机窗口。刺激耳郭可导致全身或局部各种不同反应的出现，这些反应的产生与患者病情的严重性、机体反应性和经络脏腑的敏感性密切相关。常见的反应有如下几种。

（1）耳郭反应

耳穴贴压、按摩或放血后，耳郭即刻出现充血红润，患者感到耳郭发热，似有"冒火"之感；针刺耳穴或贴压耳穴后，多数有刺痛感，少数有酸、麻、胀、凉、放射传导等感觉，数分钟后耳郭局部或整个耳郭渐见充血发热，这些反应均属于"得气"反应，亦称针感。一般认为，出现上述反应都会收到较好疗效。个别患者经贴压或针刺后，耳郭会出现弥漫性红肿，通常无须处理，停止治疗或休息数日都能自行消肿。这些患者宜用激光疗法。

（2）患部反应

耳针刺激耳穴的相应部位后，机体的患病部位或内脏可出现热流和舒适的感觉，有时患部肌肉出现不自主的运动。例如，面神经麻痹时，耳针治疗后，可看到面部的肌肉、眼轮匝肌和额肌的颤动或跳动；胃肠病患者，在接受针刺后，会感到肠胃蠕动的活跃。

（3）经络反应

刺激耳穴后，部分病例呈现与体表十二经络相同的放射循行路线，沿着经络方向有酸、麻、蚁行感等，甚至有的患者可出现电击样反应。临床实践中发现足太阳膀胱经、足阳明胃经、足少阳胆经循行感传的阳性率高。临床报道针刺坐骨神经点时,针感可传到患侧下肢;治疗多发性口腔溃疡刺激心穴时,针感可传到舌部,舌尖溃疡面疼痛立即减轻或消失。经络反应的出现与手法的强弱关系密切,强刺激手法阳性率显著高于弱刺激手法。一般认为,出现经络放射反应的患者,疗效迅速且效果佳。

(4) 全身反应

经过耳针治疗后,大部分患者会感到精力旺盛、抗病能力增加,而且不易感冒。从现代医学分析,可能与刺激、按摩耳郭,促进机体淋巴液循环,增加免疫细胞吞噬细菌能力有关。有些患者会感到涎腺分泌增加、胃肠蠕动增强、出现饥饿感;皮肤病患者会感到周身凉感或热感;还有少部分患者针刺后会出现睡意。

(5) 闪电反应

刺激某一耳穴时,患部或内脏感到似有按电钮接通电路的感觉,症状可逐渐缓解或立刻消失。疼痛性疾病易出现闪电感,如牙痛、头痛、内脏痉挛痛及其他疼痛性疾患。

(6) 连锁反应

用耳穴治疗某一种疾病时,往往使其他一些病症好转或痊愈。从现代医学分析,耳郭犹如人体的倒置缩影,躯体、脏腑、器官在耳郭均有其相应的分布区,反应人体所有的信息,当刺激耳郭,将信息传递大脑,进行整体综合分析,平衡人体的各项功能;其次耳郭靠近脑、脑干,耳郭神经分布丰富,有四对脑神经和两对脊神经,此外还有围绕着血管壁的交感神经,因此刺激耳穴可通过中枢神经、自主神经,调整人体各种功能,从而平衡各种功能状态。

(7) 适应反应

部分患者长期接受耳穴治疗,开始效果较好,继之因逐渐对针刺等各种刺激产生了适应性,疗效停止不前,此时需继续坚持治疗,达到一定刺激量时,疾病才会有好转。对"耐针性"患者,治疗时,要有疗程安排,疗程间暂停治疗,使耳郭穴位敏感度恢复,以便进行下一个疗程,提高疗效,使病情得以改善;在耳郭穴位选用上,要注意交替使用耳郭前、后面穴位,以便使耳穴保持一定的敏感性。

(8) 迟钝反应

少数患者耳郭电阻值高,耳郭的病理性敏感点匮乏或无反应,针刺耳穴无得气反应。用耳穴电测仪,检查双耳部毫无反应,针刺感应迟钝或缺失。这类患者治疗效果差,不宜用耳针或耳穴贴压治疗,垂危患者易出现这种现象。

(9) 反效应

在治疗中偶可出现反作用,原有症状如头痛、心悸、失眠、高血压等非但无改善，反而有所加剧，这类情况常因患者的精神紧张、治疗中取穴过多、刺激强度过大或手法不当等因素诱发，这种反效应均属一时性放射性变化，稍加调整和适应后即可消失，大部分患者仍可继续治疗，这种反效应若持续出现，则应停止治疗或更换其他刺激方法。

8 耳针技术的适应证与禁忌证

8.1 适应证

耳针技术治疗疾病的范围相当广泛，凡内科、儿科、妇科、伤外科、皮肤科和五官科等各科诸多疾病均可治疗，而且见效快、疗效好。对常见病、多发病和部分疑难病症，都有较好的疗效。

1) 各种疼痛性病症：如头痛、偏头痛、三叉神经痛、肋间神经痛、带状疱疹、坐骨神经痛等神经性疼痛；扭伤、挫伤、落枕、烫伤等外伤疼痛；五官、颅脑、胸腹、四肢各种外科疾病术后伤口痛；胆结石、泌尿系结石、胃痛等内脏痛；麻醉后头痛、腰痛等均有很好的止痛作用。

2) 各种炎症性病症：如急性结膜炎、牙周炎、中耳炎、咽喉炎、扁桃体炎、腮腺炎、胸膜炎、气管炎、胃炎、肠炎、阑尾炎、盆腔炎、风湿性关节炎、面神经炎、末梢神经炎等有一定的消炎止痛的作用。

3) 过敏及变态反应性病症：如过敏性鼻炎、过敏性哮喘、过敏性结肠炎、荨麻疹等能消炎、脱敏、改善免疫功能。

4) 一些功能紊乱性疾病：如眩晕、心律不齐、高血压、多汗症、胃肠功能紊乱、月经不调、性功能障碍、功能性子宫出血、遗尿、神经衰弱、癔症等具有良好的调节作用，促进病症的缓解和痊愈。

5) 内分泌代谢性疾病：如单纯性甲状腺肿、甲状腺功能亢进、糖尿病、肥胖症、绝经期综合征等，耳针可改善症状，减少药量等辅助治疗作用。

6) 各种慢性疾病：如腰腿痛、颈椎病、肩周炎、慢性胃炎、慢性胆囊炎、十二指肠溃疡、消化不良、肢体麻木等，耳针可改善症状，减轻痛苦。

7) 传染性疾病：如流感、疟疾、细菌性痢疾、扁平疣、腮腺炎等，耳针能恢复和提高机体的免疫力，从而加速疾病的痊愈。

8) 其他：除上述病症外，耳针还可以用于针刺麻醉、妇科病、保健、美容、减肥。预防感冒、晕车、晕船及处理输液（血）反应。还可以用于催产、催乳、戒断综合征、竞技综合征。

8.2 禁忌证

1）严重心脏病患者，以及肝、肾衰竭者不宜使用，更不宜采用强刺激。

2）严重器质性疾病、出血性疾病，以及极重度贫血者，不宜针刺或放血，可用耳穴贴压法。

3）妊娠40天至3个月者不宜针刺，5个月后需要治疗者，可轻刺激，但不宜针刺内生殖器、腹、内分泌等，有习惯性流产者更应禁用。

4）外耳患有溃疡、湿疹、冻疮破溃时，暂不宜针刺。

5）初诊患者针刺心、肾、神门穴不宜过深及强刺激，避免引起晕针。

9 耳针技术的优势与注意事项

9.1 耳针技术的优势

(1) 适应证广，疗效显著

耳穴与脏腑、组织、器官的对应性强，刺激耳穴，调节力度大，耳针疗法具有疏通经络、镇静止痛、平衡神经功能、调节阴阳气血、强身健体等功效，广泛应用于内、外、妇、儿、五官、皮肤等各科疾病。据南京医学院第一附属医院丁育德等报道，仅耳穴贴压疗法，治疗内科疾病，总有效率为93.98%；治疗外科疾病，总有效率为97.82%；其他疾病（皮肤科、眼科、耳鼻喉科、妇科等），总有效率为97.77%。对于功能性疾病，如神经衰弱、情绪不稳定、焦虑、紧张、疲劳综合征、自主神经功能紊乱等均有很好的疗效。对于一些急性扭伤、痛症等病例也可以收到立竿见影之效。

(2) 能防能治，强身健体

耳穴既能治病，又可以防病。《养生书》中记载："以手摩耳轮，不拘数遍，所谓修其城郭，以补肾气，以防聋聩也。"耳针疗法的临床实践也证明耳穴可以提高机体免疫力，增强抗病能力，能预防晕车、晕船、竞技综合征、输血反应、输液反应等。在临床上还用于戒断综合征、减肥、美容和抗衰老的治疗。

(3) 操作简便，易学易懂

耳穴的治疗设备简便，既可用毫针，又可用艾条、压籽、探棒、胶布等物品治疗，在室内外、田间地头、火车、飞机上均可进行操作，不受体位限制，治疗后可随意活动，尤其是耳穴贴压法、耳穴按摩法，随时随地都可以应用于患者。有时即便一无所有，仅用一根火柴头也可以诊病和治病。有资料报道，用手指按压耳穴治疗软组织损伤，可以收到较好疗效，有效率达86%。耳郭耳穴分布似倒置胎儿，分布有规律，命名大部分以脏腑和人体解剖部位命名，易学易记，治病选穴又多以疾病对应部位为主，如胃病取胃穴、肝病取肝穴，一学就会。通过短期培训很容易掌握耳穴位置、主治，不需要较深医学功底、解剖知识就可使用耳针疗法。

(4) 耳穴刺激手法多

耳穴分布在耳郭皮肤表层，不但敏感，而且容易刺激，可以根据病情需要采取多种刺激手法，如贴膏、贴压、磁疗、针刺、艾灸、放血等，很方便，此外各种方法配合交替使用会更好提高治疗效果。

（5）经济安全，不良反应少，便于推广

耳针疗法是一种较为安全的治疗方法，是自然疗法，它无刺伤内脏之虞，也不易发生滞针、折针等现象。毫针刺、药物注射、放血等法，只要严格消毒，按操作规程实施，就可避免晕针、耳郭感染的发生。至于耳灸法、耳穴按摩、耳穴贴压等，就更安全不会有任何不良反应。耳穴诊断检查只要用双眼仔细观察，用弹簧棒反复触压探查，再结合中医四诊、基本的现代医学知识，就可以作出明确诊断，采取正确治疗。耳针疗法花钱少，见效快，经济安全，很受患者喜爱。

（6）诊治相结合

耳穴的诊断有助于疾病的早期诊断。据有关报道，耳郭的视诊对冠心病、胆石症、颈椎病的诊断，经心电图、B超、X线诊断复查，符合率达85%~94%。耳穴的诊断过程就是为了选择治疗疾病的最佳刺激点，获得最好疗效。耳穴的诊断和治疗结合，古代就有记载，《黄帝内经》曰："邪在肝，取耳间青脉，附足少阳脉……在耳本，如鸡足青脉络，刺出血如豆，可以去瘈也。"耳穴诊断中出现的阳性反应物、压痛点、低电阻点等病理反应点，也正是治疗疾病的刺激点，选择治疗点的正确与否，往往直接取决于耳穴诊断的精确程度，也是决定疗效的关键，探测阳性反应点的目的是为了治疗，探测过程中就可以进行治疗。

（7）用于针刺麻醉

耳穴擅长止痛，常用于针刺麻醉。不但可用于拔牙、阑尾切除等小手术，而且可用于胸腹部和头部等大手术。耳针麻醉效果良好，无药物过敏或过量的危险，无口干、头痛等不良反应，患者的痛苦也少。临床报道用耳针麻醉进行胃大部切除术200例，优良率达95%，而且无药物麻醉的后遗症。

9.2 注意事项

1）治疗前对患者耳郭进行详细探查，作出准确诊断，明确治疗原则，拟定治疗方案，选出最佳耳穴刺激点和刺激方法。

2）注意针具、耳郭和医生手的严格消毒，以防发生继发性耳郭感染，给患者带来痛苦，影响治疗效果。

3）患者在饥饿、饱食、酗酒、劳累之后、体质极度虚弱、精神极其紧张、大出血、凝血功能障碍、大病后等，均不宜应用耳针疗法和放血疗法，使用其他种类的耳穴疗法也忌用强刺激手法。

4）治疗过程中，要询问患者有无头晕、恶心等感觉，要注意观察患者的面色有无改变，一旦发觉患者有异常情况，应立即停止治疗，让患者平卧，采用头低位，一般不需处理，休息片刻，即可恢复。

5）耳穴的毫针刺法、电针法及埋针法一定要严格按照操作要求进行，以免造成不良后果；耳穴梅花针疗法，一定检查针尖是否平齐、带钩，以防叩打时疼痛；耳穴磁疗法，要严格选择磁珠或磁片，避免灼伤耳郭；使用电针时，电量输出要逐渐加大，以免突然出现过强刺激，给患者造成痛苦。

6）外耳罹患扩散性炎症或刺激区耳郭有冻疮和炎症的部位禁针。

10 耳针技术的异常反应及处理

10.1 晕针

(1) 症状

在针刺留针过程中,患者感到头晕、头痛、目眩、恶心呕吐、出冷汗,严重时脸色苍白、手脚发凉、血压下降,甚至晕倒。

(2) 原因

1) 针刺过深,刺激过强。
2) 患者恐惧害怕、精神紧张、神经过敏或过度兴奋。
3) 久病或体质过弱的患者。
4) 过度饥饿或过度疲劳所致。

(3) 预防

1) 术前向患者做必要而充分的解释,消除患者的恐惧情绪和紧张等心理因素。
2) 对于疲劳或饥饿的患者,应给予适当的休息,或喝些热开水,或吃些食物。
3) 针刺刺激不宜过大,针刺穴位不宜过多,透穴不宜过深。
4) 心区、交感、缘中、三焦、内分泌等穴不宜针刺。

(4) 处理

首先停止治疗,保持冷静,不要恐慌,让患者平卧休息,喝些热水或糖水。严重者,针刺皮质下和肾上腺穴,必要时皮下注射呼吸兴奋剂或强心剂,同时给予氧气吸入。

10.2 耳郭感染的处理

耳郭感染常因针具或耳郭皮肤或针刺消毒不严、埋针时间过长、贴压时按压过重等所致。当耳穴处有红肿或有少量渗出液时,应立即处理,否则可引起耳软骨膜炎。严重者可导致耳郭肿胀、软骨坏死萎缩而畸变,故应注意以预防为主。严格遵守操作规程,继发感染的发生率极低,一旦发生,应立即除去刺激物,做相应处理。轻度感染者，在局部涂以2.5%的碘酒溶液或同时口服抗生素，用艾条灸感染局部约5分钟，局部潮红为度，每日施治2~3次；若耳郭出现明显红、肿、热、痛，或伴有恶寒发热者，则应考虑有形成耳软骨膜炎的可能，立刻根据感染细菌的类型和药物敏感试验选用抗生素，并用艾条灸治感染局部20分钟，直至炎症吸收。

　　一般针具包括压丸籽、磁珠、磁片和针刺局部均需注意消毒，起针时在针眼处再涂以2.5%碘酒溶液，如针眼处有出血，先以消毒干棉球局部压迫止血后再擦以碘酒，这样可避免感染的发生。

10.3　异常感觉的处理

　　刺激耳穴时，少数患者出现耳郭异常疼痛，或产生头痛、张口困难、下肢发冷、全身麻木等异常感觉，多因针刺肾上腺、交感、内分泌、肾、三焦、心等穴刺激过重或过深所致，一般将针稍退出或针尖稍微改变方向，减轻或停止按压，以上症状即可减轻或消失。如经上述处理无效，则停止耳穴治疗，将针拔除后，以上症状即可消失。

下篇 耳针技术的临床应用

11 感冒

11.1 概述

11.1.1 概念

感冒是感受风邪，邪犯卫表而导致的常见外感疾病，临床表现以鼻塞、流涕、喷嚏、咳嗽、头痛、恶寒、发热、全身不适、脉浮为其特征。四季皆可发病，而以冬、春两季为多。

11.1.2 病因病机

(1) 中医病因病机

感冒的病位在肺卫，其基本病机为六淫入侵，卫表不和，肺气失宣。因病邪在外、在表，故尤以卫表不和为主。病理性质属表实证，但有寒热之分。若感受风寒湿邪，则皮毛闭塞，邪郁于肺，肺气失宣；感受风热暑燥，则皮毛疏泄不畅，邪热犯肺，肺失清肃；如感受时行病毒则病情多重，甚或有变生他病者。在病程中可见寒与热的转化或错杂。

(2) 西医病因病理

凡普通感冒（伤风）、流行性感冒（时行感冒）及其他上呼吸道感染而表现感冒特征者，均可以感冒辨证论治。急性上呼吸道感染有69%～79%由病毒引起，主要有流感病毒（甲、乙、丙）、副流感病毒、呼吸道合胞病毒、腺病毒、鼻病毒、埃可病毒、柯萨奇病毒、麻疹病毒、风疹病毒。细菌感染可直接或继病毒感染之后发生，以溶血性链球菌为多见，其次为流感嗜血杆菌、肺炎球菌和葡萄球菌等，偶见革兰阴性杆菌。其感染的主要表现为鼻炎、咽喉炎或扁桃体炎。

11.1.3 临床表现

常以咽部干痒、疼痛为起病的早期症状，无发热或仅有低热。体温在38℃左右，伴有乏力、畏寒、头痛、胃纳不佳、便秘等全身症状。随即出现喷嚏、鼻塞、流涕等上呼吸道症状。

11.1.4 临床诊断

(1) 中医诊断

临证以卫表及鼻咽症状为主，可见鼻塞、流涕、多嚏、咽痒、咽痛、周身酸楚不适、恶风或恶寒，或有发热等。由于风邪有夹暑、夹湿、夹燥的不同，还可见相关症状。时行感冒多呈流行性，在同一时期发病人数剧增，且病症相似，多突然起病，恶寒，发热（多数高热），周身酸痛，疲乏无力，病情一般较普通感冒为重。病程一般3～7日，普通感冒一般不传变，时行感冒少数可传变入里，变生他病。

(2) 西医诊断

1) 感冒时鼻分泌物初为稀水样，量较多，2～3日后变得黏稠，呈微黄色。可有流泪及结膜充血，咽部干痒、微痛，或有声嘶干咳，见咽部充血及扁桃体肿大，咽后壁淋巴滤泡增生。部分患者伴发口腔黏膜溃疡及唇边疱疹。

2) 细胞学检查：鼻咽部吸取物沉渣或鼻咽拭子涂片，采用姬姆萨或苏木素-伊红染色，光镜检查可发现柱状纤毛上皮细胞坏变（简称CCP）及细胞质或胞核内包涵体（嗜酸性或嗜碱性）。

3) 血常规：在急性期，一般白细胞总数正常或略有减少，分类比例正常或淋巴细胞相对增加。少数患者在病初1～2日内白细胞总数及中性粒细胞比例增高，数日内迅速降至正常或偏低。

11.2 耳针技术在感冒中的临床应用

11.2.1 耳穴诊断

内容见图42。

肺穴区呈淡红或隐约可见横行青紫脉络；耳尖穴点状红晕，边缘不清；内外鼻呈点状淡红，上述诸穴均有压痛等阳性反应。内分泌、肾上腺、风溪穴有压痛

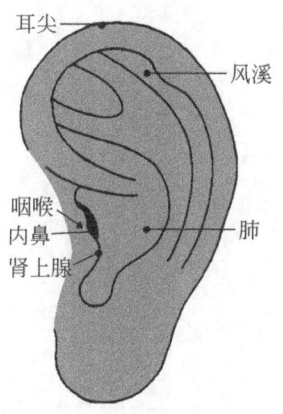

图42 感冒的耳穴诊断　　图43 感冒的临床取穴

11.2.2 临床取穴（图43）

主穴 耳尖放血、肺、内鼻、肾上腺、咽喉、风溪。

配穴 发热取耳尖、上屏尖点刺放血；咳嗽取气管、对屏间；头晕取枕、颞、前额；头痛配额、颞、枕；周身酸痛取肝、脾、口、对应部位。

11.2.3 治疗方法

技术一 药物注射疗法

药用柴胡注射液，每穴注入0.1~0.2ml，每日1次，每次一侧耳穴。两耳交替注射，7次为1个疗程。

技术二 贴压疗法

手法用平补平泻，每次一侧耳穴，隔日或每日换压另一侧耳穴。7次为1个疗程。

技术三 毫针疗法

手法用强刺激泻法，留针30分钟，每10分钟行针1次。每次针一侧耳穴，两耳交替，直至痊愈。

12 咳嗽

12.1 概述

12.1.1 概念

咳嗽是指肺失宣降，肺气上逆作声，咳吐痰液而言，为肺系疾病的主要症候之一。分而言之，有声无痰为咳，有痰无声为嗽，一般多为痰声并见，难以截然分开，故以咳嗽并称。

12.1.2 病因病机

（1）中医病因病机

咳嗽的病因有外感、内伤两大类。外感咳嗽为六淫外邪侵袭肺系；内伤咳嗽为脏腑功能失调，内邪干肺。不论邪从外入，或自内而发，均可引起肺失宣肃，肺气上逆作咳。咳嗽的病变主脏在肺，与肝、脾有关，久则伤肾。肺为"娇脏"，不耐寒热，易受内外之邪侵袭而致宣肃失司。肺脏为了祛除病邪外达，以致肺气上逆，冲激声门而发为咳嗽。

外感咳嗽属于邪实，为六淫外邪犯肺，肺气壅遏不畅所致。内伤咳嗽，病理因素主要为"痰"与"火"。而痰有寒热之别，火有虚实之分。痰火可互为因果，痰可郁而化火（热），火能炼液灼津为痰。咳嗽多由脏腑功能失调，内邪上干于肺所致，常反复发作，迁延日久，脏器多虚，故属邪实与正虚并见。

（2）西医病因病理

咳嗽是呼吸系统疾病的主要症状，如咳嗽无痰或痰量很少为干咳，常见于急性咽喉炎、支气管炎的初期；急性骤然发生的咳嗽，多见于支气管内异物；长期慢性咳嗽，多见于慢性支气管炎、肺结核等。持久剧烈的咳嗽可影响休息，还易消耗体力，并可引起肺泡壁弹性组织的破坏，诱发肺气肿。

咳嗽的形成和发作与反复呼吸道感染有关。在咳嗽患者中，可存在有细菌、病毒、支原体等的特异性 IgE，如果吸入相应的抗原则可激发咳嗽。在病毒感染后，可直接损害呼吸道上皮，致使呼吸道反应性增高。在婴幼儿期，呼吸道病毒（尤其是呼吸道合胞病毒）感染后，表现咳嗽症状者也甚多。由寄生虫如蛔虫、钩虫引起的咳嗽，在农村仍可见到。另外，咳嗽的发生还与食物、气候改变、精神因素、运动及某些药物（如心得安等 β_2 受体阻断剂）密切相关。

12.1.3 临床表现

咳嗽伴发热多见于急性（上、下）呼吸道感染、肺结核、胸膜炎等；咳嗽伴胸痛常见于肺炎、胸膜炎、支气管肺癌、肺栓塞和自发性气胸等；咳嗽伴呼吸困难见于喉水肿、喉肿瘤、支气管哮喘、慢性阻塞性肺病、重症肺炎、肺结核、大量胸腔积液、气胸、肺淤血、肺水肿及气管或支气管异物；咳嗽伴咯血常见于支气管扩张、肺结核、肺脓肿、支气管肺癌、二尖瓣狭窄、支气管结石、肺含铁血黄素沉着症等；咳嗽伴大量脓痰常见于支气管扩张、肺脓肿、肺囊肿合并感染和支气管胸膜瘘；咳嗽伴有哮鸣音多见于支气管哮喘、慢性喘息性支气管炎、心源性哮喘、弥漫性泛细支气管炎、气管与支气管异物等；当支气管肺癌引起气管与支气管不完全阻塞时可出现呈局限性分布的吸气性哮鸣音；咳嗽伴有杵状指（趾）常见于支气管扩张、慢性肺脓肿、支气管肺癌和脓胸等。

12.1.4 临床诊断

(1) 中医诊断

临床以咳嗽、咳痰为主要表现。应询问病史的新久，起病的缓急，是否兼有表证，判断外感和内伤。外感咳嗽，起病急，病程短，常伴肺卫表证。内伤咳嗽，常反复发作，病程长，多伴其他兼证。

(2) 西医诊断

1) 主要症状：咳嗽为突出表现，而检查未发现特异性病理改变，或仅肺部有呼吸音增粗、散在干湿啰音，X 线仅见肺纹理增粗者，一般为肺咳。新起病程短者，为暴咳；时日已久，或反复发作者，为久咳。

2) 相兼症状：除肺咳以外，临床以咳嗽为主症的病变，尚有哮病、肺痿、肺胀、肺痨、肺痈、肺癌、百日咳、尘肺、气胸、肺虫病等。应根据咳嗽的伴随症状，以及检查的不同，而作出鉴别，如哮鸣有声，喘甚于咳者，为哮病；伴胸痛，咳腥臭脓血痰者，可为肺痈；咳久而咳痰，气喘，胸中胀闷者，常见于肺胀，亦可见于尘肺等病。伴咳吐大量黏痰或脓痰，或间断咯血者，可能为肺不张；咳吐浊唾涎沫为主者，一般为肺痿；伴低热、盗汗、或咯血者，多为肺痨；百日咳以咳嗽呈阵发连声，且咳后有鸡鸣样回声为特点；年龄较大而咳嗽咯血，逐渐加重，体质迅速恶化者，应考虑肺癌之可能；咳嗽，呼吸困难，面青唇紫者，可为肺心病等病。

3) 实验室检查：一般应做胸部 X 线检查，常可发现肺部的特异性病理改变。必要时可做纤维支气管镜检查、肺功能检查、过敏原及有关血清学检查，以进一步明确引起咳嗽的病因。

12.2 耳针技术在咳嗽中的应用

12.2.1 耳穴诊断

内容见图44。

12.2.2 临床取穴（图45）

主穴 气管、肺、对屏尖、神门、肾上腺。
配穴 大肠、枕、内分泌、脾。

望诊 气管穴呈点状或丘疹样白色，边缘红晕或暗红，界线不清，时有光泽；亦可见片状隆起，色白；肺穴呈点状、片状或丘疹状红晕，少数病例呈白色小点边缘红晕反应。以上阳性反应物皆具有界线清楚、有光泽的特点。扁桃体穴可见片状或数个点状、环状红晕

触诊 肺穴有明显压痛，且有水肿样增厚感。扁桃体穴有压痛感

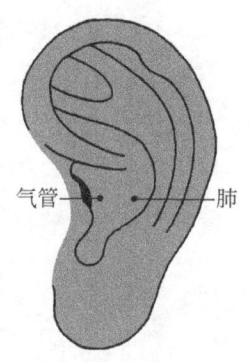

图44 咳嗽的耳穴诊断

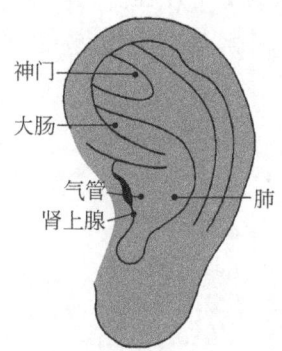

图45 咳嗽的临床取穴

12.2.3 治疗方法

技术一 毫针疗法

先在所选穴区探寻敏感点，对准敏感点进针，平补平泻，每天或隔天针1次，每次针一侧耳穴，两耳交替，10次为1个疗程。

技术二 埋针疗法

对准敏感点进针，胶布固定。每次埋针一侧耳穴，3～5天换埋另一侧耳穴。7次为1个疗程，疗程间休息2周。

技术三 贴压疗法

用王不留行籽贴压一侧耳穴，嘱患者不时用手按压所贴穴位以加强刺激，3天后除去，改贴另一侧耳穴，两耳交替应用，7次为1个疗程。

技术四　放血疗法

急性期三棱针点刺耳尖，放血 5~10 滴。每日 1 次。

技术五　药物注射疗法

药物用柴胡注射液，每穴注入 0.1~0.2ml，每日 1 次，每次一侧耳穴。两耳交替注射，7 次为 1 个疗程。

技术六　磁疗法

取穴、手法同耳穴贴压法，改用磁珠贴压，隔 1~2 日换贴另一侧耳穴，7 次为 1 个疗程。

13 原发性高血压

13.1 概述

13.1.1 概念

原发性高血压是一种以动脉血压持续升高为主要表现的慢性疾病，常引起心、脑、肾等重要器官的病变并出现相应的后果。在未服用抗高血压药的情况下，成年人（年龄大于 18 岁）收缩压≥140mmHg（18.6kPa）和（或）舒张压≥90mmHg（12kPa）为高血压。

13.1.2 病因病机

(1) 中医病因病机

原发性高血压的形成是由于情志失调、饮食不节、劳逸过度、禀赋与体质偏盛偏衰等因素导致人体脏腑阴阳失衡、气血失调、气机升降失调、风火内生、痰瘀交阻而发病。体质的阴阳偏盛或偏衰、禀赋不足、脏腑亏损等为发病的内因，过度或强烈精神刺激、恣食肥甘或饮酒过多、劳倦过度等为诱因，所以说原发性高血压属本虚标实证，肝肾阴虚为本，肝阳上亢、痰浊上扰为标。其病理因素涉及风、火、痰、虚、瘀，与肝、脾、肾等脏腑关系密切，临床可见头晕、头痛、耳鸣、失眠等症。肾阴虚衰，使心肾不交，心失所养，乃见心悸健忘。病久不愈，阴损及阳，则往往导致肾阳不足，则兼见畏寒、肢冷、阳痿、夜尿增多等阳虚症状。

(2) 西医病因病理

1) 精神神经学说：外界及内在环境的不良刺激使大脑皮质的兴奋与抑制过程平衡失调，对皮质下中枢的调节失控，血管舒缩中枢功能失调，引起交感神经活动增强，儿茶酚胺类介质释放增多，使小动脉收缩，周围血管阻力上升，血压上升。

2) 血压调节机制失衡：血压的调节受诸多因素影响，心排血量和体循环的周围血管阻力是两大主要因素。前者决定于心收缩力和循环血容量，后者与阻力小动脉结构的改变、血管壁的顺应性、血管的舒缩状态、血液黏稠度等有关。血压的急性调节主要通过位于颈动脉窦和主动脉弓的压力感受器实现，血压升高时感受器传入冲动增加，使交感神经活动下降而迷走神经张力上升，从而下调血压。血压的慢性调节则主要通过对水平衡作用影响循环血量来实现，其中肾脏对血容量的调节及肾素–血管紧张素–醛固酮系统的调节起主要作用。如上述各种调节机制失代偿，导致全身小动脉阻力增加和（或）血循环容量增加，则出现高血压。

3）钠潴留：钠盐摄入过多与高血压的发生密切相关。钠盐摄入过多可使水钠潴留，血容量增多，心输出量增加，导致血压升高；另一方面由于血管平滑肌钠离子水平增高，又可导致细胞内钠离子浓度增高，后者使小动脉收缩，外周阻力增高，从而血压升高。有人认为摄入食盐<2g/日，几乎不发生高血压；3~4g/日，高血压发病率3%，4~15g/日，发病率33.15%，>20g/日，发病率30%。

4）肾素–血管紧张素–醛固酮系统（RAAS）：体内存在两种RAAS，即循环和局部RAAS。循环RAAS主要由于肾灌注减低或肾缺血而被激活。肾素由肾小球入球动脉上的球旁细胞分泌，肾素可对肝脏合成的血管紧张素起作用形成血管紧张素Ⅰ，后者经过肺、肾等组织时在血管紧张素转化酶的活化作用下形成血管紧张素Ⅱ，后者有强烈的收缩血管作用，其加压作用为肾上腺素的10~40倍，而且可刺激肾上腺皮质球状带细胞分泌醛固酮促使水钠潴留，刺激交感神经节增加去甲肾上腺素分泌，提高特异性受体的活动从而使血压升高。

5）遗传学说：原发性高血压有明显的遗传倾向，目前被认为是一种多基因疾病。流行病学研究提示，原发性高血压患者中有家族史者占40%~60%，有明显家族聚集性。

6）胰岛素抵抗：近年来高胰岛素血症与高血压的关系引起人们的关注。观察发现原发性高血压患者空腹胰岛素水平明显高于正常，存在着胰岛素抵抗，而糖耐量降低者高血压的发病率明显较正常者为高，高胰岛素血症者还常伴有高甘油三酯血症和低高密度脂蛋白血症，上述表现多见于肥胖者。

13.1.3　临床表现

早期多无症状，偶尔体检时发现血压增高，或在精神紧张、情绪激动或劳累后感头晕、头痛、眼花、耳鸣、失眠、乏力、注意力不集中等症状，随病程进展血压持续升高，脏器受累，可出现心、脑、肾等器官的器质性损害和功能障碍。长期高血压，可并发急性脑血管病（脑出血、短暂性脑缺血发作、脑血栓形成）。血压极度升高可发生高血压脑病；血压持久增高可致左心室肥厚、扩大形成高血压心脏病，最终导致充血性心力衰竭；原发性高血压可有肾动脉粥样硬化、肾硬化等肾脏病变，早期可无任何表现，随病情的发展可出现蛋白尿、肾功能损害。

13.1.4　临床诊断

原发性高血压的诊断主要靠动脉血压测定，目前仍以规范方法下进行肱动脉水银柱血压计测量作为高血压诊断的标准方法。必须以非药物状态下2次或2次以上不同日的血压测量值（每次不少于3个读数，取均值为血压测量值）均符合高血压的诊断标准，并排除继发性高血压，方可诊断为原发性高血压。

目前已取消以靶器官损害为标准的高血压分期方法，根据血压水平分为理想、正常、正常高值血压和1、2、3级高血压（表11）。

表11　血压水平的定义及分类

类别	收缩压（mmHg）	舒张压（mmHg）
理想血压	<120	<79
正常血压	<130	<84
正常高值	130~139	84~89
高血压	≥140	≥90
1级高血压（轻度）	140~158	90~99
亚组：临界高血压	140~148	90~94
2级高血压（中度）	160~178	100~109
3级高血压（重度）	≥179	≥110
单纯收缩期高血压	≥140	<90
亚组：临界收缩期高血压	140~148	<90

注：当收缩压和舒张压分属于不同分级时，以较高的级别作为标准。以上诊断标准适用于成人。

13.2　耳针技术在原发性高血压中的应用

13.2.1　耳穴诊断

内容见图46。

望诊　耳背沟中1/3或上1/3处呈点状红晕或点状白色，边缘红晕，或小血管怒张。皮质下呈片状红晕，界限不清。肝穴呈片状隆起，边缘不清。心穴呈点状白色伴环状皱褶。额、枕穴多呈点状、片状红晕或暗红色

触诊　角窝上可触及条索，肝穴触及片状隆起，质地较硬。额、枕穴可触及条索状物，且有压痛

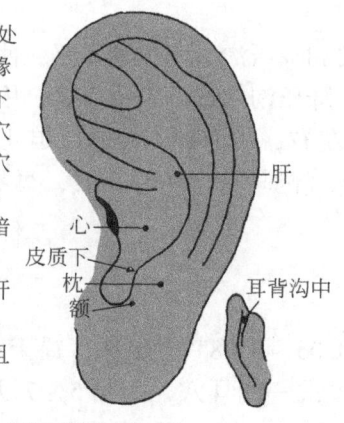

图46　高血压病的耳穴诊断

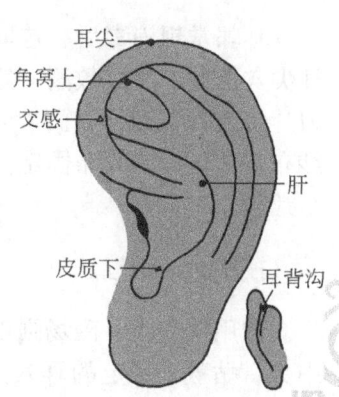

图47　高血压病的临床取穴

13.2.2 临床取穴（图47）

主穴 耳尖、耳背沟放血、角窝上、皮质下、交感、肝。
配穴 肾、内分泌、额、枕、神门。

13.2.3 治疗方法

技术一 毫针疗法

在穴区敏感点进针。肝阳上亢型用泻法，肝肾阴虚和阴阳两虚型用补法。留针30分钟，留针期间，间歇捻针，每日1～2次，单耳取穴，两耳交替，10次为1个疗程。

技术二 贴压疗法

用王不留行籽贴压，在耳背沟可串压3～5粒。早期，选用阳性反应穴位，对压法强刺激泻法，可配耳尖放血；中期，全部穴位用平补平泻法；晚期，心、肾两穴用轻柔按摩补法，其余穴用平补平泻法。每次压一侧耳穴，两耳交替，每隔3天换压另一侧耳穴，10次为1个疗程，嘱患者每天自行按压不少于5次。

技术三 埋针疗法

在穴区敏感点进针。耳背沟用皮内针，其余穴位用揿针。手法同耳穴压丸法，每次埋一侧耳穴，两耳交替。冷天5～7天换埋1次，热天2～3天换埋1次，7次为1个疗程。

技术四 放血疗法

耳郭常规消毒后，选取耳尖和降压沟。先按摩耳郭，使之充血，用三棱针在耳尖穴点刺，放血数滴。然后在降压沟中选一条小血管，用手术刀片或其他消毒刀片将血管切开，放血3～5滴左右，用消毒干棉球压迫止血，用一小方块消毒纱布盖住伤口，胶布固定。每次一侧耳穴，两耳交替，每隔3天1次，5次为1个疗程。

技术五 磁疗法

选用体积小，磁场强度为0.05～0.08T的磁珠，置于0.6cm×0.6cm的胶布中央，贴敷于选定的耳穴上。每次一侧耳穴，每隔5～7天换贴另一侧耳穴，6次为1个疗程。

14 呃逆

14.1 概述

14.1.1 概述

呃逆是指胃气上逆动膈，以气逆上冲、喉间呃呃连声、声短而频、难以自制为主要表现的病症。本病古称"哕"，又称"哕逆"，俗称打嗝。

14.1.2 病因病理

(1) 中医病因病机

呃逆的病因多由饮食不当、情志不遂和正气亏虚等，或突然吸入冷空气致胃失和降、胃气上逆，动膈冲喉而致。病理性质有虚实之分，实证多为寒凝、火郁、气滞、痰阻，胃失和降；虚证每由脾肾阳虚，或胃阴耗损等正虚气逆所致。

(2) 西医病因病理

呃逆相当于西医学中的单纯性膈肌痉挛。其他疾病如胃肠神经官能症、胃炎、胃扩张、胸腹腔肿瘤、肝硬化晚期、脑血管病、尿毒症及胸腹手术后等所引起的膈肌痉挛之呃逆，均可参考本节辨证论治。

14.1.3 临床诊断

(1) 临床表现

呃逆以气逆上冲、喉间呃呃连声、声短而频、不能自止为主症，其呃声或高或低，或疏或密，间歇时间不定，伴有胸膈痞闷、胃脘不舒、嘈杂灼热、腹胀嗳气、心烦不寐等症状。多有受凉、饮食、情志等诱发因素，起病多较急。偶发性的呃逆，或病危胃气将绝时之呃逆，为短暂症状，不列为呃逆病。

(2) 检查

X线胃肠钡透及内镜等检查有助于诊断。必要时肝、肾功能检查，B超，心电图，CT等有助于鉴别诊断。

14.2　耳针技术在呃逆中的应用

14.2.1　耳穴诊断

内容见图 48。

14.2.2　临床取穴（图 49）

主穴　胃、神门、皮质下、交感、肝。

配穴　脑病引起加缘中、脑干；术后引起加手术部位在耳的相应部位；呃逆严重加贲门、耳迷根；便秘加大肠、直肠。

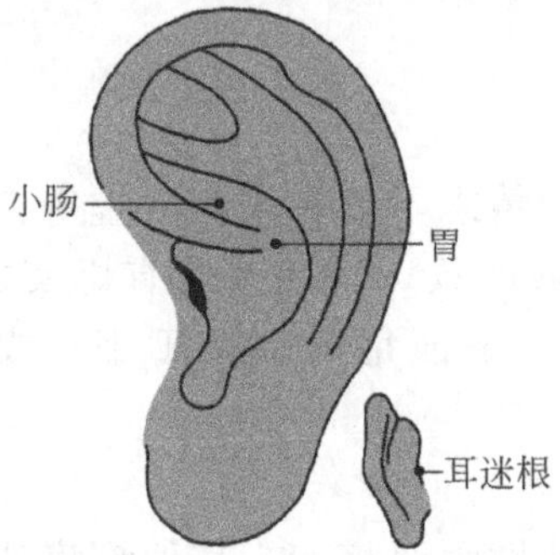
望诊　胃、小肠、耳迷根
呈点状苍白或点片状红晕
触诊　胃、耳中反应点，耳迷根压痛
小肠
胃
耳迷根
图 48　呃逆的耳穴诊断

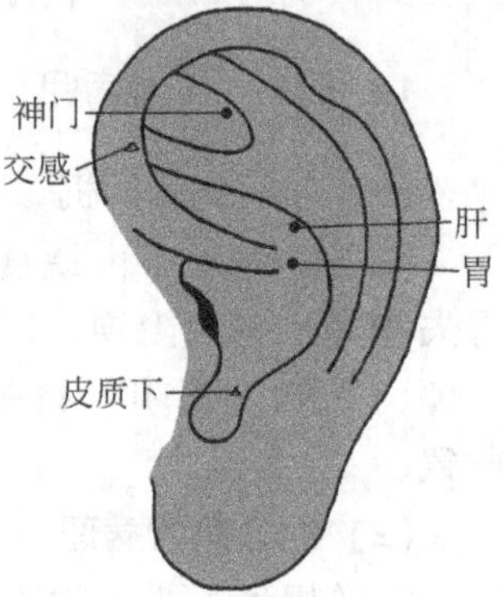
神门
交感
肝
胃
皮质下
图 49　呃逆的临床取穴

14.2.3　治疗方法

技术一　毫针疗法

各穴均浅刺捻针。毫针刺，用强度刺激，留针 1 小时，留针期间，间歇捻针。每日 1～2 次，至痊愈为止。

技术二　埋针疗法

埋针后每日揉按 2～3 次，留针 2～3 日，至痊愈为止。

技术三　贴压疗法

用王不留行籽贴压一侧耳穴，每天用手按压 2～3 次，2～3 日换 1 次。双耳或单耳交替应用。

15 便秘

15.1 概述

15.1.1 概念

便秘是指粪便在肠内滞留过久，秘结不通，排便周期延长，或周期不长，但粪质干结，排出艰难，或粪质不硬，虽有便意，但便而不畅为主要临床表现的一种病证。本病是临床常见症状，也可以出现在各种急慢性疾病过程中，患病率女性显著高于男性，随年龄的增加而增加，60岁以后可达28%~49%。

15.1.2 病因病机

(1) 中医病因病机

便秘是由于饮食不节、情志失调、外邪犯胃、禀赋不足等，导致燥热内结，或气滞不行，或阴寒凝滞，或气血阴阳不足等，引起肠道传导失司所致。病位在大肠，与肺、脾、肾、肝功能失调密切相关。

(2) 西医病因病理

大多数便秘患者属单纯性（功能性）便秘，即由于排便反射失常或阻塞引起的直肠性便秘及结肠运动迟缓或痉挛引起的结肠性便秘。功能性便秘多由于进食过于精细，不良排便习惯，滥用强泻剂及肠易激综合征所致。

15.1.3 临床表现

便秘的临床表现以大便秘结，排便周期或时间延长，或虽有便意但排便困难为主。不同类型的便秘临床表现又有所不同。多数慢性便秘患者仅表现为排便困难，粪便干结，数天甚至1周才排便一次，排便时可有左腹痉挛性痛与下坠感。若伴有剧烈腹痛、呕吐或便血者，则应考虑急性肠道阻塞引起的便秘。

15.1.4 临床诊断

(1) 中医诊断

1) 排便周期超过47小时，粪质坚硬，难以排空，或粪质黏滞，排便不利，排便时间延长。本病常有饮食不节、情志内伤、劳倦过度等病史。一般而言，粪质干结，腹满口苦，多为热结；大便艰涩，便难腹冷，多为寒凝；便结如球，腹无所苦，多属阴血不足；粪质干结不甚，排出不畅，多为气滞；粪质不干，欲便不出，便下无力，多为气虚。

2）排除肠道器质性病变。

(2) 西医诊断

1）粪便检查，应观察便秘者排出粪便的形态及有无黏液或血液黏附。直肠性便秘为大块质硬的粪便，中老年患者若经常出现少量血液时，应特别注意大肠癌；结肠痉挛性便秘者，粪便坚硬呈块粒状如羊粪；肠易激综合征者常排出大量的黏液，但黏液中极少有红细胞、白细胞。

2）影像学检查包括：直肠指检（观察有无外痔、肛裂及肛瘘等病变）；X线钡剂灌肠检查及腹部平片（对直肠肿瘤、结肠狭窄或痉挛、巨结肠、肠梗阻等病变的诊断有较大帮助）；结肠镜检查（对各种结肠病变，如结肠、直肠癌、肠腔内息肉等器质性肠腔狭窄等病变的诊断有极大的帮助），结合活组织病理检查，可获得确诊。

15.2 耳针技术在便秘中的应用

15.2.1 耳穴诊断

内容见图50。

15.2.2 临床取穴（图51）

主穴 大肠、三焦、肺、皮质下。

配穴 热秘加肾上腺、耳尖放血；气秘加肝；虚秘加肾、小肠、脾；冷秘加肾、肾上腺。

望诊 大肠穴呈片状白色或暗灰色隆起，均无光泽。大部分患者呈糠皮粉末状脱屑。直肠下端穴呈点状白色，边缘暗红。脾穴位片状白色，内分泌穴呈点状白色

触诊 大小肠穴压痛，大肠穴可触及条索或片状增厚，直肠下端穴常有压痛

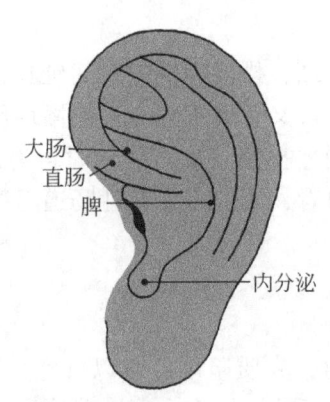

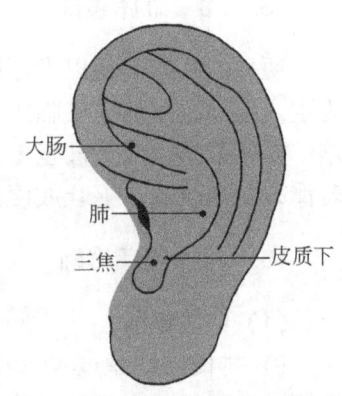

图50 便秘的耳穴诊断　　　　图51 便秘的临床取穴

15.2.3 治疗方法

技术一　毫针疗法

在穴区敏感点进针，虚证补法，留针 15~20 分钟，实证泻法，留针 30 分钟，留针期间间歇捻针，每日治疗 1 次，每次一侧耳穴，10 次为 1 个疗程。

技术二　埋针疗法

在穴区敏感点进针，虚证轻按，实证重按，留针期间不能湿水，3 天换另一侧耳郭，15 日为 1 个疗程。

技术三　贴压疗法

在穴区敏感点用王不留行籽贴压，虚证用轻柔按摩补法，实证用强刺激对压泻法，每次一侧耳穴，隔 2~3 天换压另一侧耳穴，10 次为 1 个疗程。

技术四　按摩疗法

手指揉按法：拇指、食指相对，压迫耳郭上的三角窝、耳甲艇、屏间切迹处，重点按压直肠、大肠、内分泌等穴位。要求一压一松，用力适中均匀。每部位揉按 10~30 次，每日 2~4 次，双耳交替进行，4~7 天为 1 个疗程。

小棒触压法：患者可以借助钝头的小木棒或小塑料棒、小玻璃棒均可，面对镜子，按照耳针穴位图取穴，治疗要求基本同手指揉按法。触压强度，以能耐受为度。

16 胃肠神经官能症

16.1 概述

16.1.1 概念

胃肠神经官能症又称胃肠功能紊乱，是一组胃肠综合征的总称。本病多为精神因素引起，无解剖病理变化基础，排除其他疾病的胃肠功能紊乱，常伴有失眠、焦虑、健忘、神经过敏、头痛等症状。此病多见于青中年，女性多见，属于中医学"梅核气"、"呃逆"、"嗳气"的范畴。

16.1.2 病因病机

(1) 中医病因病机

情绪紧张，焦虑，生活与工作上的困难、烦恼等导致肝气不舒，肝郁气滞，横逆犯胃，进而引起胃肠道的功能障碍。

(2) 西医病因病理

胃肠神经官能症多由精神因素引起。多数患者性格内向、神经过敏，每因劳累、情绪紧张、家庭及社会中的纠纷、精神上的包袱等导致情志郁闷不舒或暴躁干扰了高级神经元的正常活动，引起胃肠道的功能障碍而致病。

16.1.3 临床表现

癔球症，患者有咽部不适阻塞感，常以吞咽动作以求缓解症状，无进食障碍，有强迫意识；神经性呕吐，食后即吐，无恶心前兆，有癔症性色彩，易受暗示，发作突然，间歇期正常；神经性嗳气，反复发作的连续嗳气，企图以此缓解胃肠胀气及饱胀不适感，有癔症色彩，多在旁人在场时发作；神经性畏食，拒食或畏食，严重者体重下降；肠易激综合征表现内腹痛、饱胀、泄泻或便秘等症，可因情绪激动而发作，部分表现为痉挛性腹痛而无腹泻；常伴有神经内分泌失调症状，如失眠、焦虑、精神涣散、神经过敏、闭经、低血压、饥饿感丧失等。

16.1.4 临床诊断

(1) 症状

胃肠道功能紊乱的临床特点，特别是病情常随情绪变化而波动，症状可因精神治疗如暗示疗法而暂时消退,提示有本症的可能性。初步诊断为此症后,还须密切随访,经过一段时间,才能确保诊断无误。

（2）影像诊断

根据不同情况采取X线、内镜检查、胃液分析与粪便化验等手段。必要时应行超声、CT等检查以排除肝、胆、胰等腹腔脏器病变。

（3）实验室诊断

血常规、免疫因子检查,肝肾功能,必要时做活组织病检。

16.2 耳针技术在胃肠神经官能症中的应用

16.2.1 耳穴诊断

内容见图52。

16.2.2 临床取穴（图53）

主穴 胃、大肠、小肠、神门、交感、皮质下。
配穴 肝、脾、胰胆、内分泌。

望诊 胃穴呈点状白色,边缘红晕,界限清晰。少数患者为丘疹,边缘暗红,均有光泽。肝穴多呈点、片状红晕。部分患者在胃穴可触及栗粒状、片状或条索状物,脾穴处增厚

触诊 大肠、小肠、神门穴有压痛

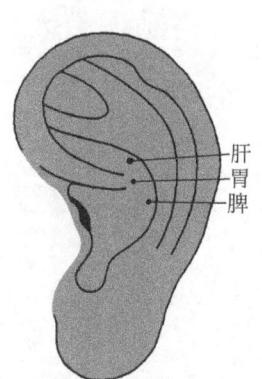

图52 胃肠神经官能症的耳穴诊断

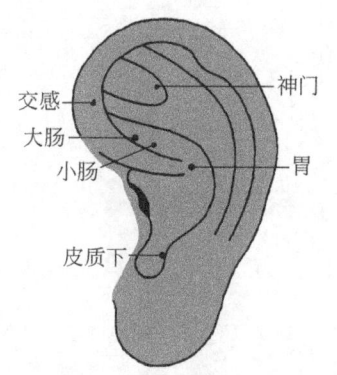

图53 胃肠神经官能症的临床取穴

16.2.3 治疗方法

技术一 贴压疗法

在穴区敏感点贴压王不留行籽,每次一侧耳穴,隔日或每日换压另一侧耳穴。7次为1个疗程。

技术二 毫针疗法

在穴区敏感点进针，用强刺激泻法，留针 30 分钟，每 10 分钟行针 1 次。每次针一侧耳穴，两耳交替，直至痊愈。

17 胆囊炎

17.1 概述

17.1.1 概念

胆囊炎包括急性胆囊炎和慢性胆囊炎两种。急性胆囊炎由于胆囊管梗阻和细菌感染所引起。慢性胆囊炎多与胆石病同时存在，本病变多为急性胆囊炎的后遗症。此病属于中医学"腹痛"、"胁痛"的范畴。

17.1.2 病因病机

(1) 中医病因病机

情志不遂、肝气郁结，失于调达，或饮食所伤，脾失健运，积湿生热，肝胆失其疏泄调达，经脉气机阻滞不通而为病。

(2) 西医病因病理

西医认为胆囊炎的发病常与胆汁滞留和细菌感染有关，由于胆结石，胆囊管畸形、狭窄等机械性因素造成胆管梗阻，致使胆汁排出不畅，胆汁蓄积、浓缩，或当自主神经功能失调时，发生胆管运动功能障碍，胆囊张力降低，胆囊管或俄狄氏括约肌痉挛，导致胆汁淤滞，胆囊扩大。浓缩的胆酸盐对胆囊黏膜的刺激损伤，形成无菌性炎症，在局部抵抗力降低的基础上，若细菌侵入即可发生感染。

17.1.3 临床表现

急性胆囊炎临床以发热、右上腹痛、压痛、呕吐、白细胞增多为常见表现；慢性胆囊炎临床表现为腹胀、上腹或右上腹不适、持续性钝痛或右肩胛区疼痛、胃灼热及嗳气等，症状虽不严重，但迁延、顽固，进食油腻食物后可加剧。

17.1.4 临床诊断

(1) 中医诊断

1) 易患病人群为肥胖、多产、40岁左右的人。
2) 症状：急性胆囊炎临床以发热、右上腹痛、压痛、呕吐、白细胞增多为常见表现；慢性胆囊炎临床表现为腹胀、上腹或右上腹不适、持续性钝痛或右肩胂区疼痛、胃灼热及嗳气等，症状虽不严重，但迁延、顽固，进食油腻食物后可加剧。

（2）西医诊断

1）症状分析可初步诊断。急性胆囊炎临床以发热、右上腹痛、压痛、呕吐、白细胞增多为常见表现；慢性胆囊炎临床表现为腹胀、上腹或右上腹不适、持续性钝痛或右肩胛区疼痛、胃灼热及嗳气等，症状虽不严重，但迁延、顽固，进食油腻食物后可加剧。

2）腹部检查发现右上腹可扪及明显压痛，随呼吸移动的肿大胆囊或胆囊周围炎性包块。

3）墨菲氏征阳性。

17.2 耳针技术在胆囊炎中的应用

17.2.1 耳穴诊断

内容见图54。

17.2.2 临床取穴（图55）

主穴 胰胆、肝、十二指肠、内分泌、皮质下、耳迷根、交感。
配穴 胃、贲门、腹、神门、耳尖放血。

望诊 胰胆穴呈条状或小片状红晕、充血。大肠、小肠穴呈点状白色或暗红色，部分患者呈暗红色环状皱褶
触诊 胆、肝、耳迷根压痛。胆穴呈条状或片状增厚

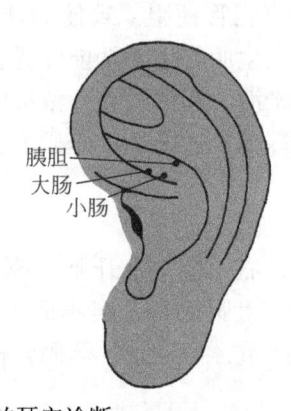

图54 胆囊炎的耳穴诊断　　图55 胆囊炎的临床取穴

17.2.3 治疗方法

技术一　贴压疗法

在穴区找到敏感点进行耳穴贴压，用强刺激对压泻法，由轻到重按压耳穴，

每次一侧耳穴，隔日或每日换压另一侧耳穴，7次为1个疗程。

技术二　毫针疗法

在穴区找到敏感点进行针刺，手法用强刺激泻法。留针30分钟，每10分钟行针1次。每次针一侧耳穴，两耳交替，直至痊愈。

技术三　电针疗法

取穴及针法同耳毫针疗法。针柄连接电针输出导线或直接用带有导线的耳穴夹夹在敏感点上，用密波或疏密波，电流强度以患者能耐受为度，电针30分钟。每日或隔日治疗1次，每次一侧耳穴，两耳交替，10次为1个疗程。

18 神经衰弱

18.1 概述

18.1.1 概念

神经衰弱是指大脑由于长期的情绪紧张和精神压力,从而导致精神活动能力的减弱,其主要特征是精神易兴奋和脑力易疲劳、睡眠障碍、记忆力减退、头痛等,伴有各种躯体不适等症状,病程迁延,症状时轻时重,病情波动常与社会心理因素有关。从事脑力劳动者占多数。此病属于中医学"不寐"、"多寐"、"健忘"的范畴。

18.1.2 病因病机

(1) 中医病因病机

由于思虑、忧悲、劳倦等伤及心、脾、肾三脏,致使精气耗伤,脏气失调而成。

(2) 西医病因病理

西医认为神经衰弱多由神经系统功能过度紧张,长期心理冲突和精神创伤引起负性情感体验,生活无规律,过分疲劳得不到充分休息等都会导致本病的发生。

18.1.3 临床表现

脑力不足、易疲劳、易兴奋、易激惹、易烦易怒、缺乏忍耐性;紧张性疼痛,如紧张性头痛,有的还表现为腰背、四肢肌肉痛;睡眠障碍,如入睡困难、多梦、易醒、睡后仍有疲乏感;躯体不适状态,如心动过速、汗出、畏食、月经失调等。

18.1.4 临床诊断

1) 起病常与心理因素有密切关系。
2) 有易兴奋和易疲劳及伴有自主神经功能紊乱的临床特征。
3) 病程至少3个月,具有反复波动或迁延的特点,病情每次波动多与精神因素有关。

4) 全面体格检查，包括神经精神检查或其他必要的各项检查，确保能排除其他躯体疾病或早期精神病。

18.2 耳针技术在神经衰弱中的应用

18.2.1 耳穴诊断

内容见图 56。

18.2.2 临床取穴（图 57）

主穴 枕、垂前、心、神门、皮质下、内分泌、耳尖放血。
配穴 心脾气虚加脾、胃；心虚胆怯加胆、交感；肝郁气滞加肝；心肾不交加肾；胃失和降加胃。

望诊 心穴呈环状或指纹状皱褶，有光泽。神门穴呈微小皱褶或点状白色或暗红色反应。枕穴、额穴可呈点、片状红晕或条索状、片状增厚等反应
触诊 用右手食、拇指向外上方轻轻提拉对耳轮体中部，充分显示对耳轮下端和对耳屏之外上方，可见颈及颈椎下缘软骨向下延伸至枕穴区，触之似条片状软骨增生质稍硬

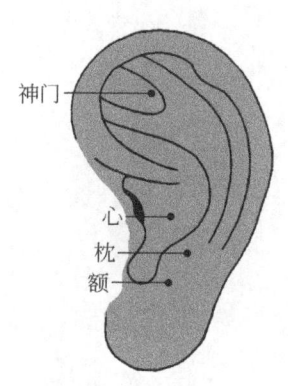

图 56 神经衰弱的耳穴诊断

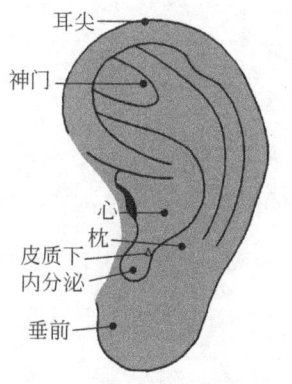

图 57 神经衰弱的临床取穴

18.2.3 治疗方法

技术一 贴压疗法

触压强度，以能耐受为度，每次一侧耳穴，隔日或每日换压另一侧耳穴。7 次为 1 个疗程。

技术二 毫针疗法

手法用强刺激泻法。留针 30 分钟，每 10 分钟行针 1 次。每次针一侧耳穴，两耳交替，直至痊愈。

技术三　按摩疗法

用拇指、食指相交,对压耳郭上的三角窝、对耳屏、对耳屏后沟等处,重点按压神门、缘中、皮质下、枕等穴位,或借助钝头的小木棒或小塑料棒、小玻璃棒,面对镜子,按照耳穴位图取穴,触压强度,以能耐受为度。每日2~4次,单耳或双耳同时进行。

19 面肌痉挛

19.1 概述

19.1.1 概念

面肌痉挛是以一侧面神经所支配肌群的渐进性、无规律、不自主、阵发的强直或阵挛性收缩为特征，常始于眼轮匝肌，随即波及口轮匝肌，严重者累及颈阔肌，双侧受累者少见。有人认为是面神经通路受到病理性刺激而产生异常神经冲动引起，少数为面神经麻痹后遗症。本病多在中年后发生，常见于女性。本病属于中医学"瘛疭"的范畴。

19.1.2 病因病机

（1）中医病因病机

本病多为正气不足，脾胃虚弱，外邪侵袭，筋肉失去濡养，阳明、少阳经筋失润而发病。

（2）西医病因病理

西医对面肌抽搐的病因并不十分清楚，可能为面神经之膝状节受病理性刺激所致。也有人认为是面神经管的纤维增生或血管对面神经的压迫所致。极少数患者为外伤、肿瘤或外科手术后出现患侧面肌抽搐。

19.1.3 临床表现

首发症状常从下睑眼轮匝肌的轻微颤搐开始，逐渐向上扩展至全部眼轮匝肌，进而向下半部面肌扩展，尤以口角抽搐较多。严重者整个面肌及同侧颈阔肌均可发生痉挛，眼轮匝肌严重痉挛时眼不能睁开，从而影响行走和工作，并可伴轻度无力和肌萎缩。精神紧张、疲劳、自主运动时加剧，睡眠时消失。

19.1.4 临床诊断

1) 病程初期多为一侧眼轮匝肌阵发性不自主的抽搐，逐渐缓慢地扩展至一侧面部的其他面肌，口角肌肉的抽搐最易为人注意，严重者甚至可累及同侧的颈阔肌，但额肌较少累及。一次抽搐短则数秒，长至十余分钟，间歇期长短不定，入眠后多数抽搐停止。本病常因疲倦、精神紧张、自主运动而加剧，但不能自行控制其发作。

2) 通常情况下，一般患者都是一侧面肌受损，很少出现双侧受损的情况，若有，往往是两侧先后起病，多一侧抽搐停止后，另一侧再发作，而且抽搐一侧轻另一侧较重，双侧同时发病、同时抽搐者未见报道。

19.2 耳针技术在面肌痉挛中的应用

19.2.1 耳穴诊断

内容见图58。

19.2.2 临床取穴（图59）

主穴 相应部位、肺、三焦、皮质下、脑干、神门。
配穴 大肠、枕、肝、脾、口。

望诊 额、眼、口、脾、肝穴可呈点片状红晕或隆起，边缘均清晰
触诊 额、颊、肝、眼、肾上腺压痛，有时可触及片状或条索状增厚

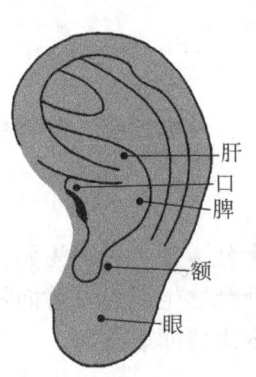

图58 面肌痉挛的耳穴诊断

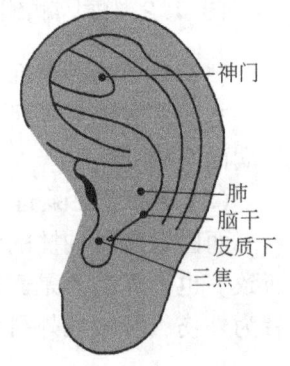

图59 面肌痉挛的临床取穴

19.2.3 治疗方法

技术一 贴压疗法

寻找敏感点，贴压王不留行籽，每次一侧耳穴，隔日或每日换压另一侧耳穴。7次为1个疗程。

技术二 毫针疗法

在敏感点进行针刺，留针30分钟。实证用捻转泻法，虚证用捻转补法。两

耳交替针刺,出针后再行耳尖穴点刺放血,每日或隔日次,10次为1个疗程。

技术三　药物注射疗法

取穴同毫针疗法,药物可选用丹参注射液、当归注射液、维生素B等,相应部位注入0.3~0.5ml,其他穴注入0.1~0.2ml。每次注射一侧耳穴,两耳交替,隔日注射1次,10次为1个疗程。

20 头痛

20.1 概述

20.1.1 概念

头痛是临床常见症状之一，是以患者自觉头部疼痛为主要临床表现的一种病证。头痛可以单独出现，亦可出现于多种急、慢性疾病中。

20.1.2 病因病机

(1) 中医病因病机

头痛之病因不外乎外感与内伤两类。外感多因六淫之邪外侵，上扰清窍，壅塞经络，络脉不通；内伤多责之于情志不遂、饮食劳倦、体虚久病、跌仆损伤、房劳过度等因素，致肝、脾、肾三脏功能失调，发为头痛。

(2) 西医病因病理

①血管因素，各种原因引起的颅内外血管收缩、扩张，以及血管受牵引或伸展（颅内占位性病变对血管的牵引、挤压）；②脑膜受刺激或牵拉；③具有痛觉的脑神经（Ⅴ、Ⅶ、Ⅹ三对脑神经）和颈神经被刺激、挤压或牵拉；④头、颈部肌肉的收缩；⑤五官和颈椎病变引起的头面痛；⑥生化因素及内分泌紊乱；⑦神经功能紊乱。

20.1.3 临床表现

症状以头痛为主要临床表现，疼痛可发生在前额、两颞、颠顶、顶枕或全头部，疼痛性质可为跳痛、刺痛、胀痛、昏痛、隐痛等。发作形式有突然发作、缓慢发作或反复发作，时痛时止，每次发作可持续数分钟、数小时、数天或数周不等。

20.1.4 临床诊断

(1) 症状

以头痛为主要临床表现。

（2）辅助检查

应做血压、血常规等常规检查，必要时可做经颅多普勒、脑电图、脑脊液、颅脑 CT 或 MRI 等检查以明确病因。

20.2　耳针技术在头痛中的应用

20.2.1　耳穴诊断

内容见图 60～图 62。

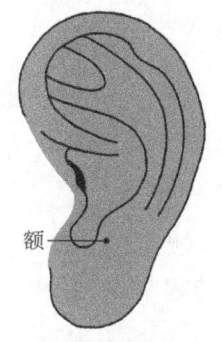

图 60　前头痛的耳穴诊断

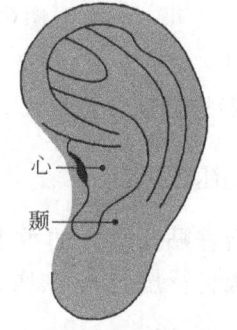

图 61　偏头痛的耳穴诊断

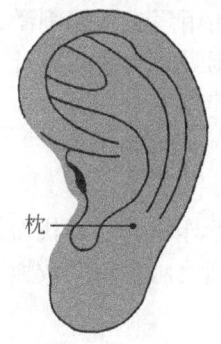

图 62　后头痛的耳穴诊断

望诊　①前头痛：额穴呈点状或片状红晕或点白边缘红晕。病程长、症状反复发作者额穴处可见到圆形隆起（图84）。②偏头痛：颞穴呈点片状红晕或点状白色、边缘红晕、也可见到片状隆起（图85）。心穴呈皱褶、有光泽。③后头痛：枕穴呈点状、片状红晕或白点边缘红晕，界限清晰，也可见到片状隆起（图86）

触诊　望诊阳性反应物处都有压痛，病程长者，在其头痛的反应部位上均可触及圆形结节或条索、片状增厚，压痛

20.2.2　临床取穴（图63）

主穴　对应部位、耳尖放血、缘中、神门、皮质下、肝、肾、脾。

配穴　偏头痛加颞、胰胆、三焦；前头痛加额、胃、大肠；后头痛加枕、膀胱、小肠。

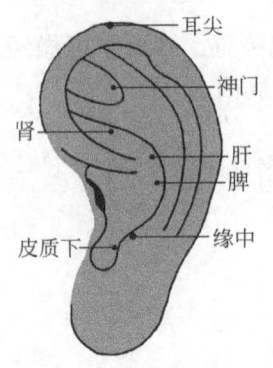

图 63 头痛的临床取穴

20.2.3 治疗方法

技术一 贴压疗法

用王不留行籽贴压耳穴的敏感点,每次取一侧耳穴,隔 3 天换贴另一侧耳穴,嘱患者每天自行按压 3~5 次,10 次为 1 个疗程。

技术二 毫针疗法

实证头痛用泻法,强刺激,留针 30 分钟,间隔 5 分钟捻转一次;虚证头痛用补法,浅刺,弱刺激,留针 10~15 分钟,每日或隔日治疗 1 次,10 次为 1 个疗程,疗程间隔 3~5 天。

技术三 放血疗法

选耳背近耳轮处,寻找血管明显处,用切割放血法放血 3~5 滴,相应部位和耳尖穴点刺放血,每穴放血 1~2 滴。每周治疗 1 次,3 次为 1 个疗程,疗程间休息 1 周。

21 坐骨神经痛

21.1 概述

21.1.1 概念

坐骨神经痛是指坐骨神经通路及其分布区的疼痛综合征，即疼痛位于臀部、大腿后侧、小腿后外侧和足外侧。本病是常见病，好发于青壮年男性，体力劳动者发病率高，多单侧发病。起病通常急骤，但也有缓慢的。此病属于中医学"痹症"的范畴。

21.1.2 病因病机

（1）中医病因病机

多由感受风寒湿邪，痹阻经脉，气血运行不畅，或跌仆损伤，以致经络痹阻，气血不通，不通则痛。病久筋肉失养，可出现相应肌群轻度萎缩、麻木、冷感和烧灼感。

（2）西医病因病理

原发性坐骨神经痛（坐骨神经炎）原因不明，临床比较少见，往往与体内感染、受寒、中毒有关。继发性坐骨神经痛是由神经通路的邻近组织病变，对坐骨神经产生刺激、压迫、粘连或破坏所引起，除少数继发于全身性疾病，如糖尿病、痛风、结缔组织病等病外，大部分为局部病变引起，最常见的病因是腰椎间盘突出，还有椎管狭窄、肿瘤、结核、妊娠子宫压迫等。按其受损部位，又可分为根性和干性，其中根性为多见，多见于脊椎病变所引起。干性可由骶髂关节炎、盆腔内肿瘤、妊娠子宫压迫、髋关节炎、臀部外伤等所致。

21.1.3 临床表现

疼痛在腰部、臀部，并向股后、小腿后外侧、足外侧放射；疼痛呈持续性钝痛，并有发作性加剧向下窜行，发作性疼痛可为烧灼样和刀刺样，常在夜间更剧；弯腰或活动下肢、咳嗽、排便时疼痛加重，休息可减轻；坐骨神经通路上有压痛；有神经根牵拉痛，直腿抬高试验阳性；踝反射减低或消失，可有神经根型的感觉障碍、拇趾背屈力差等。

21.1.4 临床诊断

1）根据上述疼痛的部位、放射方向、加剧疼痛的因素、减痛姿势性质和加重因素。

2）坐骨神经径路上有压痛、神经根牵拉征及神经受损体征。

3）必要时除行腰骶椎 X 线摄片外，还可行骶髂关节 X 线摄片、肛门指检、妇科检查及盆腔脏器 B 超等检查以明确病因。

21.2 耳针技术在坐骨神经痛中的应用

21.2.1 耳穴诊断

内容见图 64。

21.2.2 临床取穴（图 65）

主穴 腰骶椎、坐骨神经及耳背对应区、臀、肾上腺、皮质下、神门。

配穴 疼痛剧烈者耳尖放血；痛在后侧加膀胱、趾；痛在外侧加胰胆、踝。

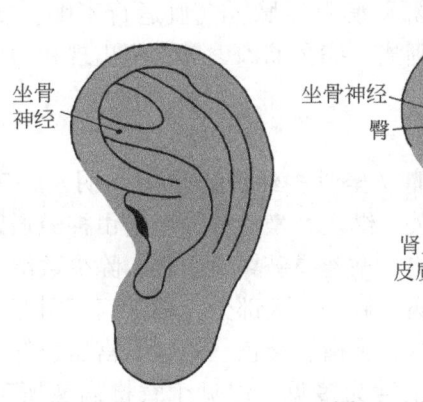
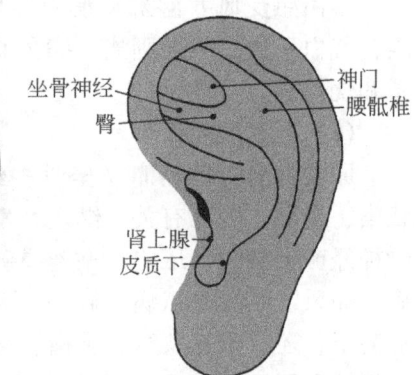

望诊 坐骨区呈点状白色或红晕，边缘不清，少数患者可呈片状增厚

触诊 与疼痛部位相对应的耳穴压痛，坐骨区可触及条索状或片状增厚

图 64 坐骨神经痛的耳穴诊断

图 65 坐骨神经痛的临床取穴

21.2.3 治疗方法

技术一 贴压疗法

先在坐骨神经穴寻找到敏感点后，贴压在敏感点上，采用重刺激对压泻法，然后贴压其他穴。每天 1 次，每次一侧耳穴，嘱患者每天按压 3～4 次，10 次为 1 个疗程。

技术二 电针疗法

敏感点进针，获得针感后，针柄连接电针机输出导线，也可直接用带有导线的耳穴夹夹在敏感点上，用密波或疏密波，输出强度以患者能耐受为度。电针30分钟，每天或隔天1次，每次一侧耳穴，10次为1个疗程。

技术三 毫针疗法

先针刺患侧坐骨神经穴，用针探到痛点时立即刺入，用捻转强刺激手法，若针刺患侧的坐骨神经穴未获得预期针感，再加刺对侧坐骨神经穴，随后再针刺其他穴位，每次一侧耳穴，两耳交替，10次为1个疗程。

22 肋间神经痛

22.1 概述

22.1.1 概念

肋间神经痛是指胸神经根（即肋间神经）由于不同原因的损害，而产生压迫、刺激，出现炎性反应，进而出现以胸部肋间或腹部呈带状疼痛的综合征。本病属中医学"胁痛"范畴。

22.1.2 病因病机

(1) 中医病因病机

本病多因情志不遂，肝气郁结，失于调达；或跌仆闪挫，损伤胁络，瘀血停滞；或外感湿热郁于少阳，枢机不利；或饮食所伤，脾失健运，积湿生热，肝胆失其调达，经脉气血阻滞，而发为胁痛。

(2) 西医病因病理

临床上通常见到的是继发性肋间神经痛，而原发性肋间神经痛较少见。继发性肋间神经痛是由邻近器官和组织的病变引起，如由胸椎退变、胸椎结核、胸椎损伤、胸椎硬脊膜炎、肿瘤、强直性脊柱炎等疾病引起的可继发根性的肋间神经痛；肋骨、纵隔或胸膜病变会继发干性的肋间神经痛。还有一种带状疱疹病毒引起的肋间神经炎，也可出现肋间神经痛。

22.1.3 临床表现

肋间神经痛发病时，疼痛由后向前，沿相应的肋间隙放射呈半环形；疼痛呈刺痛或烧灼样痛；咳嗽、深呼吸或打喷嚏时疼痛加重；疼痛多发于一侧的一支神经。体检发现，胸椎棘突旁和肋间隙有明显压痛；典型的根性肋间神经痛患者，屈颈试验阳性；受累神经的分布区常有感觉过敏或感觉减退等神经功能损害表现。

22.1.4 临床诊断

1) 原发性肋间神经痛少见，尽量查明与本病有关的疾病。
2) 疼痛范围局限于病变肋间神经分布区，多见于一侧5～9肋间。患部呈弧型剧痛，并有固定痛点，呈阵发性加剧。

3）沿着肋间神经分布区域及其相应皮肤部位有压痛点，最恒常的压痛点在脊椎旁、腋线及胸骨旁。

22.2 耳针技术在肋间神经痛中的应用

22.2.1 耳穴诊断

内容见图66。

22.2.2 临床取穴（图67）

主穴　肝 胰胆 神门 胸 交感

望诊　耳穴肝区呈片状隆起，色白或暗红，角窝上暗红或片状增厚者提示慢性肝炎；胸、胸椎穴呈点片状红晕或可见毛细血管充盈，提示肋间神经痛

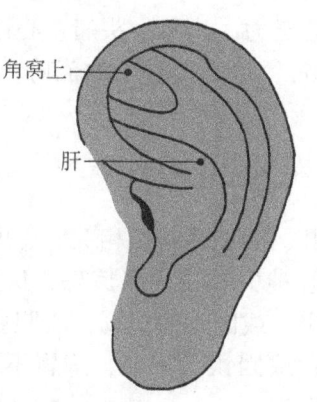
图66　肋间神经痛的耳穴诊断

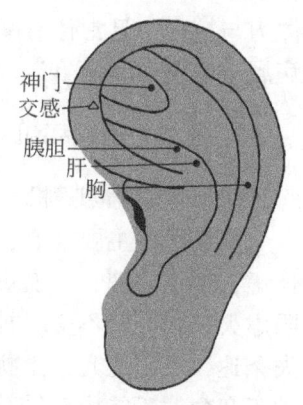
图67　肋间神经痛的临床取穴

22.2.3 治疗方法

技术一　毫针疗法

在胸穴找到敏感点，当刺入敏感点时，一般数秒内疼痛立即减轻或消失，若无即刻效应，调整针刺方向。然后再刺其他穴位，每次一侧耳穴，两耳交替，直至痊愈。

技术二　贴压疗法

在胸穴找到敏感点进行耳穴压丸，用强刺激对压泻法，由轻到重按压耳穴的同时，嘱患者做深呼吸或咳嗽，按压到疼痛明显减轻或消失，再贴压其他耳穴，每次一侧耳穴，隔日1次，6次为1个疗程。

23 失眠

23.1 概述

23.1.1 概念

失眠是指以入睡困难，或睡眠时间不足，或睡眠不深，严重时彻夜不眠为主要临床表现的一类病证。睡眠时间、深度的不足主要表现为不能消除疲劳、恢复体力与精力，且常伴有醒后神疲乏力、头晕、头痛、心悸健忘及心神不宁等。本病属于中医学"不寐"、"不得眠"、"不得卧"的范畴。

23.1.2 病因病机

(1) 中医病因病机

本病病位主要在心，而与肝、脾、肾密切相关。思虑劳倦、操劳过度及病后体虚，损伤心脾，气血虚弱，心神失养；或因惊恐、房室过度伤肾，肾阴耗伤，阴虚火旺，心肾不交，神志不宁；或因素体虚弱，心胆虚怯；或因情志抑郁，肝失条达，肝阳上亢，上扰心神；或因饮食不节，脾胃不和，均可引发心神不安，神不守舍，不能由动转静而致失眠。

(2) 西医病因病理

凡神经官能症、更年期综合征、慢性消化不良、贫血、动脉粥样硬化等以失眠为主要临床表现时，可参考本节内容辨证论治。

23.1.3 临床表现

入睡困难；不能熟睡；早醒，醒后无法再入睡；频频从恶梦中惊醒，自感整夜都在做恶梦；睡过之后精力没有恢复；失眠会引起人的疲劳感、不安、全身不适、反应迟缓、头痛、记忆力不集中，它的最大影响是精神方面的，严重一点会导致精神分裂。

23.1.4 临床诊断

(1) 中医诊断

1) 轻者入寐困难或寐而易醒，醒后不寐，连续3周以上，重者彻夜难眠。

2）常伴有头痛、头昏、心悸、健忘、神疲乏力、心神不宁、多梦等症。
3）本病证常有饮食不节，情志失常，劳倦、思虑过度，病后体虚等病史。
4）经各系统及实验室检查，未发现有妨碍睡眠的其他器质性病变。

(2) 西医诊断

失眠主要为睡眠时间、深度的不足，表现为入睡困难，或寐而不寐，时寐时醒，或醒后不能再寐。临床采用多导睡眠图来判断：①测定其平均睡眠潜伏期时间延长（长于30分钟）；②测定实际睡眠时间减少（每夜不足6.5小时）；③测定觉醒时间增多（每夜超过30分钟）。

23.2 耳针技术在失眠中的应用

23.2.1 耳穴诊断

内容见图68。

23.2.2 临床取穴（图69）

主穴 神门、心、枕、皮质下、缘中。
配穴 脑干、胃、肝、内分泌。

望诊 心穴呈环状或指纹状皱褶、有光泽。神门穴呈微小皱褶，或点状白色或暗红色反应。枕穴、额穴可呈点、片状红晕或条索状、片状增厚等反应

触诊 用右手食、拇指向外上方轻轻提拉对耳轮体中部，充分显示对耳轮下端和对耳屏之外上方，可见颈及颈椎下缘软骨向下延伸至枕穴区，触之似条片状软骨增生，质稍硬

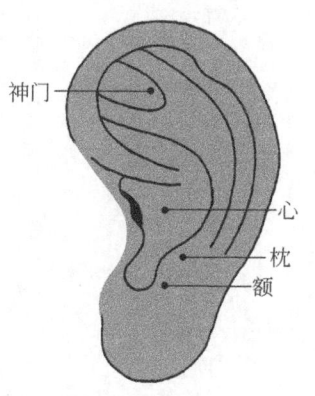

图68 失眠的耳穴诊断

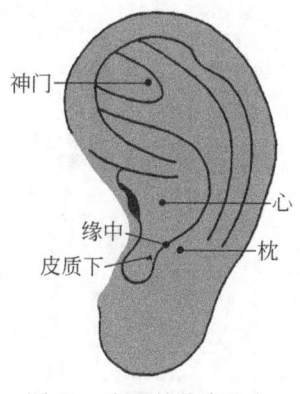

图69 失眠的临床取穴

23.2.3 治疗方法

技术一 贴压疗法

用王不留行籽贴压，每次贴压一侧耳穴，两耳交替，每隔1~3天换贴1次。嘱患者每日自行按压耳穴2~3次，10次为1个疗程，休息7~10天，继续下一

疗程治疗。

技术二　埋针疗法

常规消毒，用镊子将皮内针或揿针刺入所选耳穴，刺穿软骨但不能刺穿对面皮肤，然后用胶布固定针尾或针圈，嘱患者每天揉压2~3次，每次5~10分钟，脉诊1次，夏季3天1换，冬季5天1换。埋针期间，耳郭切勿弄湿，以免感染。

技术三　耳穴磁疗法

用0.05T左右磁场强度的磁珠，贴压在耳穴上，以胶布固定。每次一侧耳穴，两耳交替治疗，每周换1次，4次为1个疗程。疗程间休息5~7天。

24 更年期综合征

24.1 概述

24.1.1 概念

妇女在绝经前后,围绕月经紊乱或绝经,出现如眩晕耳鸣、烘然汗出、烦躁易怒、潮热面红、心悸失眠,或腰背酸楚、面浮肢肿、纳呆便溏,或皮肤蚁行感、情志不宁等症状称为更年期综合征,亦称"经断前后诸症"。

24.1.2 病因病机

(1) 中医病因病机

本病多因阴虚血少,绝经前后,天癸渐绝,经血衰少,又加忧思恼怒,营阴暗耗,或房事不节,或失血大病,致精血耗伤,肾阴更虚,脏腑失养,遂致绝经前后诸症发生。也有因素体虚弱,肾阴虚衰,绝经前后,肾气更虚,复加房事不节,或大惊卒恐,损伤肾气,命门火衰,脏腑失煦,遂致绝经前后诸症发生。

(2) 西医病因病理

一方面,生理上的变化有卵巢功能的衰退,分泌雌激素和排卵逐渐减少并失去周期性,直至停止排卵;垂体分泌促卵泡激素和促黄体素过多,雌激素的靶器官如阴道、子宫、乳房、尿道等的结构和功能改变而出现一系列的变化;另一方面,在社会关系方面,围绝经期妇女面临的一些社会问题,也会诱发出现相应的症状。

24.1.3 临床表现

(1) 与内分泌系统失调有关症状

月经紊乱;内、外生殖器官萎缩,外阴、阴道黏膜失去弹性,分泌物减少;性器官和第二性征退化,性欲减退;盆骶软组织、尿道括约肌松弛,部分患者出现子宫脱垂、尿失禁等症状。

(2) 精神、神经症状

情绪大多不稳定,易激动、紧张,有时忧虑、多愁、多疑、好哭,常有失眠、疲劳、记忆力减退、注意力不集中等症状。有时有皮肤麻木、刺痒、蚁走感，或头痛、关节痛等感觉过敏或感觉减退的表现。

(3) 心血管症状

阵发性潮热为临床典型症状。患者可突然感到发热如潮水般向颈、脸部扩张，面部发红，然后出汗、畏寒，有时可扩散到背脊及全身，持续几秒至数分钟。轻者一日发作数次，重者可达数十次，夜间亦常有发作，忽冷忽热，感觉难受。潮热时可伴有头痛、头晕、胸闷、气短等症状。有心悸，心律不齐，阵发性心动过速或过缓，血压出现暂时升高，以收缩压升高为主，并有明显波动，不稳定。有血脂改变，血中胆固醇升高，出现肥胖症、动脉硬化症等。

(4) 骨质疏松

骨质疏松是绝经后最严重的并发症。病变特点是骨质丧失，而骨化学成分并无改变。由于骨质丧失，骨骼强度明显下降，极易发生骨折。

24.1.4 临床诊断

(1) 中医诊断

1）发病年龄一般为45～54岁绝境前后的妇女；

2）月经紊乱或停闭，随之出现眩晕耳鸣、烘然汗出、烦躁易怒、潮热面红、心悸失眠，或腰背酸楚、面浮肢肿、纳呆便溏，或皮肤蚁行感、情志不宁等症状。

(2) 西医诊断

1）发病年龄一般为45～54周岁绝经前后的妇女；

2）月经紊乱或停闭，或40岁之前卵巢功能早衰，或有卵巢切除及其他因素损伤卵巢功能病史。

3）症见眩晕耳鸣、烘然汗出、烦躁易怒、潮热面红、心悸失眠，或腰背酸楚、面浮肢肿、纳呆便溏，或皮肤蚁行感、情志不宁等。

4）辅助检查，测血中激素 E2、LH、FSH 等。

24.2 耳针技术在更年期综合征中的应用

24.2.1 耳穴诊断

内容见图70。

24.2.2 治疗选穴（图71）

主穴 内生殖器、缘中、肾、肝、内分泌、交感、皮质下。

配穴 心、枕、脾、神门、肾上腺。

24 更年期综合征

望诊 腹穴区内的毛细血管浮越而显见，内分泌穴区或其附近区域可见及小结节等增生性改变，在肾、内分泌、内生殖器穴区可见及皱褶，其色呈暗红色

触诊 在内生殖器、内分泌、艇角、交感等穴区可触压及或探及敏感点

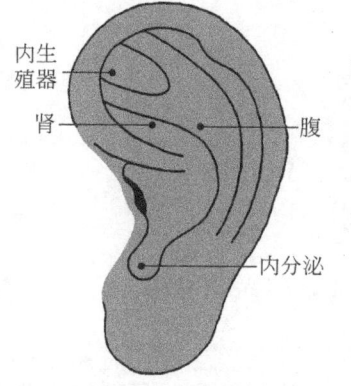

图70 更年期综合征的耳穴诊断

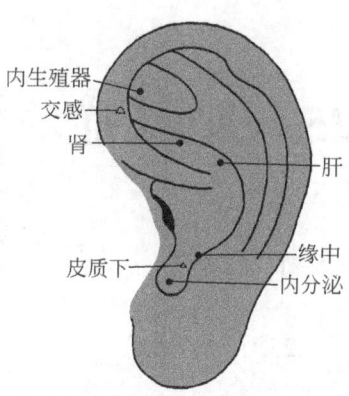

图71 更年期综合征的临床取穴

24.2.3 治疗方法

技术一 毫针疗法

先用2%的碘酒溶液消毒耳穴部位皮肤，再用酒精消毒脱碘，毫针疗法刺入，留针30分钟，间歇捻针，每日1次。

技术二 贴压疗法

先将王不留行籽贴在0.6cm×0.6cm大小胶布中央，用镊子夹住贴敷在已选的耳穴上，每日自行按压3~5次，每次每穴按压30~60秒，3~7天更换一次。

25 肥胖症

25.1 概述

25.1.1 概念

肥胖症是指进食热量多于人体消耗量,导致体内脂肪积聚过多和分布异常,体重增加而造成的一种代谢性疾病。肥胖症分为单纯性和继发性两类,前者不伴有明显神经或内分泌系统功能变化,临床上最常见;后者继发于神经、内分泌、和代谢疾病,且与遗传、药物有关。

25.1.2 病因病机

(1) 中医病因病机

肥胖症病位在脾胃,涉及肝肾。先天禀赋(父母肥胖),膏脂体质,或年老久病,脏腑功能失调,或饮食不节,损伤脾胃,或缺乏运动,损气损脾,或情志失调,肝郁气滞,导致气虚阳衰、痰湿瘀滞,膏脂堆积形成肥胖。

(2) 西医病因病理

1) 遗传因素:单纯性肥胖者中有些有家庭发病倾向,父母双方都肥胖,他们所生子女中患单纯性肥胖者比父母双方体重正常者所生子女高 5~8 倍。

2) 神经精神因素:已知人类与多种动物的下丘脑中存在着两对与摄食行为有关的神经核,一对为腹对侧核(VMH),又称饱中枢,另一对为腹外侧核(LHA),又称饥中枢,二者相互调节,相互制约,在生理条件下处于动态平衡状态,使食欲调节于正常范围而维持正常体重,当下丘脑发生病变时,饱中枢和饥中枢调节失衡则出现肥胖。

3) 内分泌系统功能失调,如高胰岛素血症有显著的促进脂肪蓄积作用,更有人认为,血浆胰岛素浓度与总体脂量呈显著的正相关;雌激素与脂肪合成代谢有关。

25.1.3 临床表现

脂肪组织堆积、体重增加、分布异常。轻度肥胖常无明显症状,重度肥胖者多伴有疲乏乏力、动则气促、行动迟缓,或脘痞痰多、倦怠恶热,或少气懒言、动则汗出，甚则面浮肢肿。肥胖症易并发原发性高血压、糖尿病、动脉粥样硬化、冠心病和各种感染性疾病。

25.1.4 临床诊断

1）体重超出标准体重［标准体重（kg）=（身高（cm）－100）×0.9］（Broca 标准体重）20% 以上，或体重质量指数［体重质量指数=体重（kg）/身高（m）^{2}］超过 24 为肥胖，排除肌肉发达或水分储留因素，即可诊断为本病。

2）家族史，后天因素。

3）肥胖患者的常规检查项目：实测体重，体重指数，肥胖体型，脂肪百分率，B 超测定皮脂肪厚度，测血压。

4）实验室检查：血脂检查、血糖检查、水代谢检查、性激素测定、血皮质醇检查、T_3、T_4、TSH 等以除外间脑性、垂体性、肾上腺皮质功能、甲状腺功能和自主神经紊乱引起的肥胖症。

25.2　耳针技术在肥胖症中的应用

25.2.1　耳穴诊断

内容见图 72。

25.2.2　临床取穴（图 73）

主穴　口、胃、大肠、三焦、皮质下、神门。
配穴　内分泌紊乱加内分泌、缘中；食欲过盛加上屏、下屏、脾、胃。

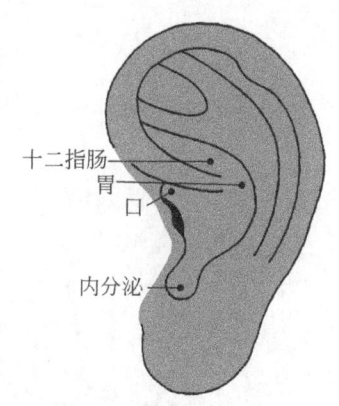

图 72　肥胖病的耳穴诊断

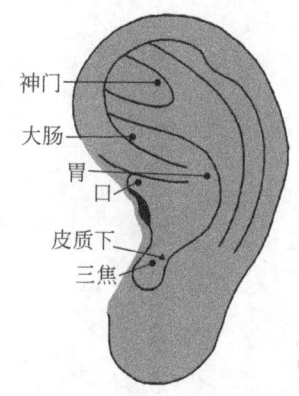

图 73　肥胖病的临床取穴

25.2.3 治疗方法

技术一 贴压疗法

用王不留行籽贴压相应耳穴,每次取一侧耳穴,每天在感觉饥饿时或饭前按压,每次按压3分钟左右,中强度刺激,3天换对侧耳穴,7天为1个疗程,疗程间隔5天。

技术二 毫针疗法

各穴均浅刺捻针。毫针刺疗法,用强度刺激,留针1小时,留针期间,间歇捻针。每日1次,14天为1个疗程。

26 糖尿病

26.1 概述

26.1.1 概念

糖尿病是由于体内的胰岛素分泌相对或绝对不足而引起糖代谢紊乱，使血糖过高而出现糖尿，进一步导致脂肪和蛋白质等代谢紊乱，是一种常见的有遗传倾向的代谢性内分泌疾病。典型患者有"三多一少"即多尿、多饮、多食、体重减少等综合征。严重者可发生酮症酸中毒、失水、昏迷，甚至危及生命。本病属中医学"消渴"范畴。

26.1.2 病因病机

（1）中医病因病机

糖尿病与肺、胃、肾关系密切。本病多由素体阴虚，复因饮食不节，情志失调，劳欲过度而作。病机主要在于燥热偏盛，阴津亏耗、胃热、肾虚同时存在。

（2）西医病因病理

1型糖尿病确切的病因及发病机制尚不十分清楚，其病因乃遗传和环境因素的共同参与，主要由于免疫介导的胰岛B细胞的选择性破坏所致。

现已基本明确1型糖尿病是由免疫介导的胰岛B细胞选择性破坏所致，已证实在1型糖尿病发病前及其病程中，体内可检测到多种针对B细胞的自身抗体，如胰岛细胞抗体（ICA）、胰岛素抗体（IAA）、谷氨酸脱羧酶抗体（GAD抗体）和胰岛素瘤相关蛋白抗体等。

26.1.3 临床表现

1）典型症状：三多一少症状，即多尿、多饮、多食和消瘦。

2）不典型症状：一些2型糖尿病患者症状不典型，仅有头昏、乏力等，甚至无症状。有的发病早期或糖尿病发病前阶段，可出现午餐或晚餐前低血糖症状。

3）急性并发症的表现：在应激等情况下病情加重。可出现食欲减退、恶心、呕吐、腹痛、多尿加重、头晕、嗜睡、视物模糊、呼吸困难、昏迷等。

4）慢性并发症的主要表现：①糖尿病视网膜病变：有无视力下降以及下降的程度和时间，是否检查过眼底或眼底荧光造影，是否接受过视网膜光凝治疗；②糖尿病性肾病：有无浮肿，尿中泡沫增多或者蛋白尿；③糖尿病神经病变：四肢皮肤感觉异常，麻木、针刺、蚁走感，足底踩棉花感，腹泻和便秘交替，尿潴留，半身出汗或时有大汗，性功能障碍；④反复的感染：例如反复的皮肤感染（如疖、痈，经久不愈的小腿和足部溃疡），反复发生的泌尿系感染，发展迅速的肺结核，女性外阴瘙痒。

26.1.4 临床诊断

(1) 中医诊断

1）口渴多饮、多食易饥、尿频量多、形体消瘦或尿有甜味等具有特征性的临床症状，是诊断消渴病的主要依据。有的患者初起时"三多"症状不著，故临证以尿有甜味为主要诊断依据。由于本病的发生与禀赋不足有较为密切的关系，故消渴病的家族史可供诊断参考。

2）辅助检查：查空腹、餐后2小时血糖和尿糖，C肽，尿比重，葡萄糖耐量试验等，有助于明确辨病诊断。病情较重时，尚需查血尿素氮、肌酐，以了解肾功能情况；查血酮，以了解有无酮症酸中毒；查二氧化碳结合力及血钾、钠、钙、氯化物等，以了解酸碱平衡及电解质情况。

(2) 西医诊断

1）尿：尿糖不作为糖尿病的诊断指标，一般仅用作糖尿病控制情况的监测和提示可能为糖尿病而需进一步检查的指标，尿糖的影响因素除外；尿酮体测定提供了胰岛素缺乏的指标，警告糖尿病患者即将或可能已存在酮症酸中毒，提示需进一步行血酮体测定和血气分析考虑肾糖阈及某些还原物质的干扰外，还常受尿量多少及膀胱的排空情况等影响；尿白蛋白测定可敏感地反映糖尿病患者肾脏的受损及其程度；C肽与胰岛素都是由胰岛B细胞分泌出来的，由胰岛素原分裂而成的等分子肽类物，测定C肽的浓度，同样也可反映胰岛B细胞储备功能。

2）血糖本病2型中轻度病例空腹血糖可正常，餐后常200mg/dl（11.1mmol/L），重症及1型病例血糖则显著增高，常在200～400mg/dl（11.1～22.0mmol/L）范围内，有时可高达600mg/dl（33.0mmol/L）以上，我院1例达1200mg/dl（65.0mmol/L）；但此类患者常伴高渗昏迷及糖尿病酮症而失水严重，经治疗后可迅速下降。

3）早期轻症常无症状，病情较重或失去控制时有口渴、多饮、多尿、多食以及体重减轻等典型临床表现。实验室检查可发现高血糖及糖尿。有些患者出现并发症时才发现患有糖尿病。病情较轻或无明显的症状和体征者需作口服葡萄糖耐量试验（OGTT）。

26.2 耳针技术在糖尿病中的应用

26.2.1 耳穴诊断

内容见图74、图75。

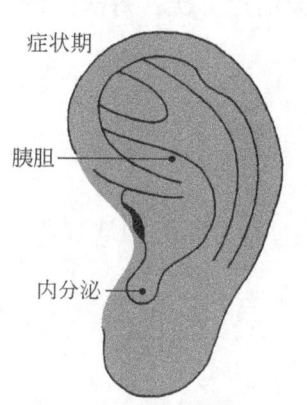

望诊　症状期，在内分泌区、胰胆区可见红色斑点或片状色斑，其色越红，表明病情严重（图106）；无症状期，在胰胆区、内分泌区可见肿胀改变，颜色稍白（图107）

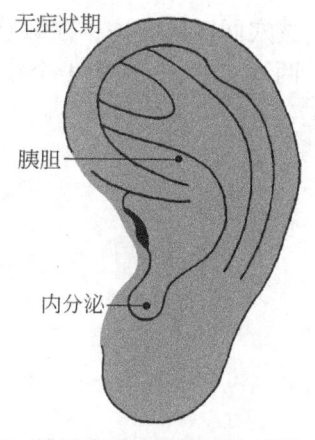

图74　糖尿病症状期耳穴诊断

图75　糖尿病无症状期耳穴诊断

26.2.2 临床取穴（图76）

主穴　胰胆、内分泌、耳中、缘中、对屏尖、皮质下、三焦。

配穴　烦渴多饮为主者加上屏、肺；多食为主者加下屏、胃；多尿为主者加肾、膀胱、尿道；皮肤瘙痒加风溪、对应部位点刺放血。

26.2.3 治疗方法

技术一　毫针疗法

每次选择3～5穴，在敏感点进针。病程短者，用平补平泻捻转法；病程长者，用捻转补法。每天治疗1次，每次一侧耳穴，两耳交替，10次为1个疗程，疗程间休息5～7天。

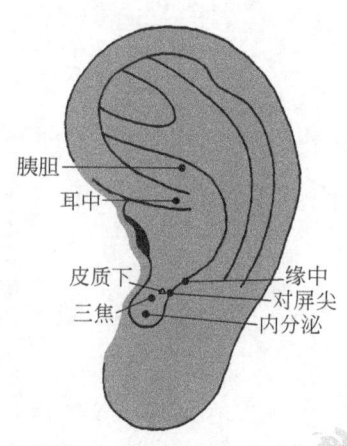

图76　糖尿病的临床取穴

技术二　贴压疗法

选穴可以较多，在敏感点，用王不留行籽贴压，3天换对侧耳穴，每次按揉3分钟，中强度刺激，每天3~5次，10次为1个疗程。疗程间休息5~7天。本法对早期或轻型者有辅助治疗作用。

技术三　贴磁疗法

选穴同毫针疗法，在敏感点压磁珠或磁片。5~7天治疗1次，每次一侧耳穴，两耳交替，7次为1个疗程，疗程间休息7天。

27 痛经

27.1 概述

27.1.1 概念

凡在经期或经行前后出现周期性小腹疼痛,或痛引腰骶,甚至剧痛晕厥者,称为痛经,亦称经行腹痛。

27.1.2 病因病机

(1) 中医病因病机

痛经一证有情志所伤、起居不慎、六淫伤害等不同致病因素。在经期、经期前后不同的生理状态下,受到上述致病因素的影响,导致冲任瘀阻或寒凝经脉,使气血运行不畅,胞宫气血流通受阻,"不通则痛";或冲任胞宫失于煦濡,"不荣则痛"。

(2) 西医病因病理

西医可分为原发性痛经和继发性痛经,继发性痛经多见于子宫内膜异位症、子宫腺肌症、盆腔炎、子宫发育异常、子宫过度前曲和后倾、宫颈狭窄、膜样排经等。西医认为原发性痛经的发生与月经时子宫内膜前列腺素含量增高有关,前列腺素的增高可引起子宫平滑肌过度收缩,甚至痉挛性收缩而出现痛经,或子宫平滑肌不协调收缩,造成子宫供血不足,导致厌氧代谢物积贮,刺激疼痛神经元而导致痛经。

27.1.3 临床表现

经期或经行前后小腹疼痛,痛及腰骶,甚则晕厥。本病好发于青年未婚女子。

27.1.4 临床诊断

(1) 中医诊断

1) 经期或经行前后小腹疼痛,痛及腰骶,甚则晕厥,呈周期性发作。
2) 好发于青年未婚女子。
3) 排除盆腔器质性疾病所致腹痛。

(2) 西医诊断

1) 原发性痛经,指经妇科检查,生殖器官无明显器质性病变者,多发生于月经初潮后 2~3 年、青春期少女或已生养的年轻妇女。

2) 继发性痛经，为生殖器官有明显的器质性病变者，如经妇科检查、B 型超声显像、腹腔镜等技术检查有盆腔炎、子宫肿瘤、子宫内膜异位病变致痛经。

27.2 耳针技术在痛经中的应用

27.2.1 耳穴诊断

内容见图 77。

27.2.2 临床取穴（图 78）

主穴 艇角、内生殖器、内分泌、神门、缘中、皮质下。
配穴 交感、腹、肝、盆腔、腰骶椎。

望诊 内生殖区呈点状或呈片状红晕，盆腔区可见毛细血管呈网状扩张，内分泌区可见小点状红晕

触诊 内生殖器、内分泌穴粗糙不平，内生殖器、内分泌肝、肾、盆腔可触及敏感点

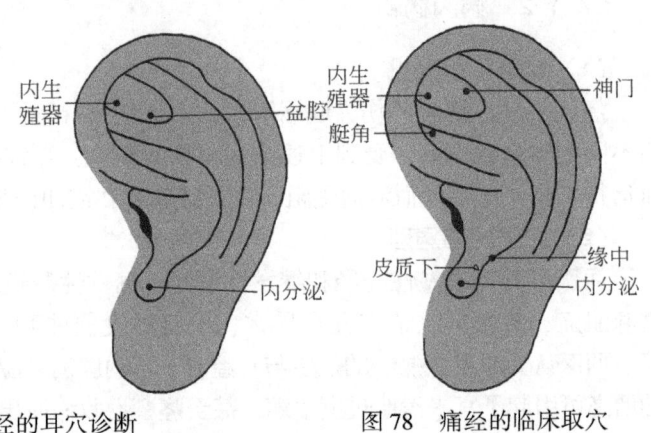

图 77 痛经的耳穴诊断　　图 78 痛经的临床取穴

27.2.3 治疗方法

方法一　耳针疗法

先用 2% 的碘酒溶液消毒耳穴部位皮肤，再用酒精消毒脱碘，毫针疗法刺入，留针 30 分钟，间歇捻针，每日 1 次。

方法二　压丸疗法

先将王不留行籽贴在 0.6cm×0.6cm 大小胶布中央，用镊子夹住贴敷在已选的耳穴上，每日自行按压 3~5 次，每次每穴按压 30~60 秒，3~7 天更换 1 次。

28 扭伤

28.1 概述

28.1.1 概念

扭伤是指近关节部的软组织损伤,如肌肉、肌腱、韧带、血管等,而无骨折、脱臼、皮肉破损,以局部肿胀、疼痛和关节活动受限为主症的外科病症。扭伤部位常发生于肩、肘、腕、腰、髋、膝、踝等处。

28.1.2 病因病机

(1) 中医病因病机

本病多由剧烈运动或持重不当、跌仆、牵拉及过度扭转等原因,引起筋脉损伤,经气运行受阻,气血壅滞局部而成。

(2) 西医病因病理

多由剧烈运动或负重持重时姿势不当,或不慎跌仆、牵拉和过度扭转等原因,引起韧带损伤或部分韧带断裂,引起局部肿胀疼痛。

28.1.3 临床表现

早期:扭伤2~3天后,局部疼痛剧烈,瘀血、肿胀明显,功能障碍;中期:扭伤3~4天后,瘀血逐渐吸收,瘀斑由青转紫,肿胀渐消,疼痛减轻。轻者可基本痊愈。后期:瘀斑由青转黄褐色,肿胀明显消退,疼痛缓解,功能逐渐恢复。一般须经3~5周痊愈。部分患者局部消散吸收不佳,疼痛隐隐,活动受限,可迁延而成慢性损伤。

28.1.4 临床诊断

1)扭伤部位疼痛,关节活动不利或不能,继则出现肿胀,伤处肌肤发红或青紫。

2)通过X线检查排除骨折、脱臼。

28.2 耳针技术在扭伤中的应用

28.2.1 耳穴诊断

内容见图 79。

28.2.2 临床取穴（图 79）

主穴 相应部位、肝、脾、肾、神门、肾上腺、皮质下。

望诊 与损伤部位对应的耳穴上呈点状或片状充血、红晕、边缘不清，均有光泽

触诊 与损伤部位相对应的耳穴压痛。肝穴、肾穴皆有压痛

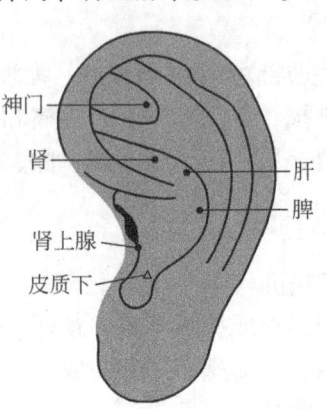

图 79 扭伤的耳穴诊断及临床取穴

28.2.3 治疗方法

技术一 毫针疗法

在所选穴区敏感点进针，行强刺激捻转泻法，边捻转边嘱患者活动患部，此时患者损伤部位的疼痛及活动度都会有明显改善。留针 15~30 分钟，每隔 10 分钟行针 1 次，1~3 次一般可治愈。

技术二 埋针疗法

在所选穴区敏感点进针，用胶布固定，嘱患者每日自行按压耳穴数次，并活动患部，至痊愈。

技术三 贴压疗法

在所选穴区敏感点压贴王不留行籽，行强刺激对压泻法，边按压耳穴边嘱患者活动患部，以促使患部肌肉痉挛的缓解。为巩固疗效，嘱患者自行按压耳穴，并活动患部，一日多次，至痊愈。

29 落枕

29.1 概述

29.1.1 概念

落枕是以颈项强痛、活动受限为主要特征的一种病症。本病好发于青壮年，以冬春季多见。

29.1.2 病因病机

(1) 中医病因病机

本病劳后体乏，睡卧不当；或枕头不适，风寒乘虚而入；或颈部扭伤，均可导致气血瘀阻，不通则痛。

(2) 西医病因病理

本病主要由于头颈部急剧运动，造成肌肉、筋膜和韧带损伤所致，或姿势不良，头颈长时间处于过度偏转的位置，或因睡眠时枕头不合适，过高、过低或过硬，使头颈处于过伸或过屈状态，均可引起颈部一侧肌肉紧张，使颈椎小关节扭错，时间较长即可发生静力性损伤，使伤处肌筋强硬不和，气血运行不畅，局部疼痛不适，动作明显受限等。

29.1.3 临床表现

晨起突感颈后部、上背部疼痛不适，以一侧为多，或有两侧俱痛者，或一侧重，一侧轻。多数患者可回想到昨夜睡眠位置欠佳，检查时颈部肌肉有触痛，由于疼痛，使颈项活动欠利，不能自由旋转，严重者俯仰也有困难，甚至头部强直于异常位置，使头偏向病侧。检查时颈部肌肉有触痛，浅层肌肉有痉挛、僵硬，摸起来有"条索感"。

29.1.4 临床诊断

(1) 中医诊断

1）一般无外伤史，多因睡眠姿势不良或感受风寒后所致。

2）急性发病，睡眠后一侧颈部出现疼痛、酸胀，可向上肢或背部放射，活动不利,活动时伤侧疼痛加剧,严重者使头部歪向病侧。

3）患侧常有颈肌痉挛,胸锁乳突肌、斜方肌、菱形肌及肩胛提肌等处压痛。在肌肉紧张处可触及肿块和条索状的改变。

(2) 西医诊断

1）X线检查无明显异常,少数患者侧位片可见颈椎生理性前凸减小或变直,关节突间隙增宽等。

2）根据突然起病的病史,轻度的外伤史及局部体征,诊断可确定。应注意与第1~2颈椎半脱位,颈椎结核相鉴别。

3）体征:睡眠醒后出现颈部疼痛,头常歪向患侧,活动不利,颈项不能自由旋转。向后看时,须整个躯干向后转动。肩颈部肌肉痉挛压痛,触之如条索状或块状。斜方肌、大小菱形肌等处亦有压痛,并向背部放散。

29.2 耳针技术在落枕中的应用

29.2.1 耳穴诊断

内容见图80。

29.2.2 临床取穴（图81）

主穴 相应部位（颈、颈椎）、神门、皮质下、轮4点刺放血。

配穴 以侧转、侧弯疼痛为主,颈项左右活动明显受限者加胆穴；以后颈部疼痛为主,颈项前屈后仰明显受限者加膀胱或小肠穴。

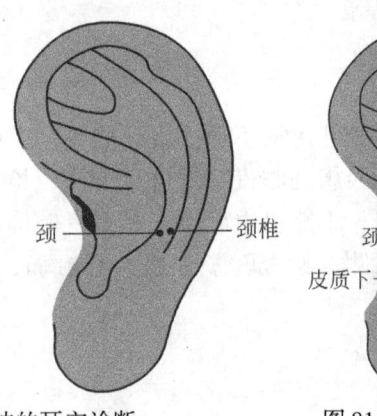

图80 落枕的耳穴诊断　　图81 落枕的临床取穴

29.2.3 治疗方法

技术一　耳穴压丸、埋针法

贴压王不留行籽，强刺激，每日按揉3~5次，配合颈项部运动。

技术二　毫针疗法

在穴区寻找敏感点进针，先选取单侧耳穴，中强度刺激，留针3分钟。留针期间，间歇捻转，配合轻缓活动颈项部，两侧耳穴交替进行。

30 颈椎病

30.1 概述

30.1.1 概念

颈椎病，又称颈椎综合征，是由于颈椎长期劳损、骨质增生、椎间盘突出、韧带增厚，压迫颈脊髓、神经根和血液循环功能障碍所致的综合征。临床主要表现头颈、肩胛、上臂、手及胸前区疼痛。颈椎病可分为：颈型颈椎病、神经根型颈椎病、脊髓型颈椎病、椎动脉型颈椎病、交感神经型颈椎病、食管压迫型颈椎病。本病属于中医学"痹症"的范畴。

30.1.2 病因病理

(1) 中医病因病机

本病由于风寒湿邪侵入经络，痹阻气血；或年老肝肾亏虚，气血不和，筋脉失养；或久劳筋脉受损而引发。

(2) 西医病因病理

1) 颈椎的退行性变：颈椎退行性改变是颈椎病发病的主要原因，其中椎间盘的退变尤为重要，是颈椎诸结构退变的首发因素，并由此演变出一系列颈椎病的病理解剖及病理生理改变。例如，韧带-椎间盘间隙血肿，或椎体边缘骨刺形成，或颈椎、椎管矢状径及容积减小，或椎体间关节失稳和异常活动后出现变性，或黄韧带松弛，渐而增生、肥厚，并向椎管内突入，后期则可能出现钙化或骨化，或前纵韧带与后纵韧带纤维增生与硬化，后期则形成钙化或骨化等，从而构成脊髓及脊神经根受刺激或受压的直接原因，从而引发颈椎病。

2) 发育性颈椎椎管狭窄：近年来已明确颈椎管内径，尤其是矢状径，对颈椎病的发生与发展有着十分密切的关系。有些人颈椎退变严重，骨赘增生明显，但并不发病，其主要原因是颈椎管矢状径较宽，椎管内有较大的代偿间隙。而有些患者颈椎退变并不十分严重，但症状出现早而且比较严重。

3) 慢性劳损：如不良的睡眠体位、不当的工作姿势、不适当的体育锻炼等对颈椎病的发生、发展、治疗及预后等都有着直接关系。

4) 颈椎的先天性畸形：在对正常人颈椎进行健康检查或作对比研究性摄片

时，常发现颈椎段可有各种异常所见，其中骨骼明显畸形约占5%，患颈椎畸形颈椎病的人数约为正常人的一倍。

30.1.3 临床表现

颈椎病的临床症状较为复杂，主要有颈背疼痛、上肢无力、手指发麻、下肢乏力、行走困难、头晕、恶心、呕吐，甚至视物模糊、心动过速及吞咽困难等。颈椎病的临床症状与病变部位、组织受累程度及个体差异有一定关系。

(1) 神经根型颈椎病

①具有较典型的根性症状（麻木、疼痛），且范围与颈脊神经所支配的区域相一致。②压头试验或臂丛神经牵拉试验阳性。③影像学所见与临床表现相符合。④痛点封闭无显效。⑤除外颈椎外病变，如胸廓出口综合征、腕管综合征、肘管综合征、肩周炎等所致以上肢疼痛为主的疾患。

(2) 脊髓型颈椎病

①临床上出现颈脊髓损害的表现。②X线片上显示椎体后缘骨质增生、椎管狭窄。影像学证实存在脊髓压迫。③除外肌萎缩性侧索硬化症、脊髓肿瘤、脊髓损伤、多发性末梢神经炎等。

(3) 椎动脉型颈椎病

①曾有猝倒发作。并伴有颈性眩晕。②旋颈试验阳性。③X线片显示节段性不稳定或枢椎关节骨质增生。④多伴有交感神经症状。

(4) 交感神经型颈椎病

临床表现为头晕、眼花、耳鸣、手麻、心动过速、心前区疼痛等一系列交感神经症状，X线片颈椎有失稳或退变。椎动脉造影阴性。

(5) 食管压迫型颈椎病

颈椎椎体前鸟嘴样增生压迫食管引起吞咽困难（经食管钡剂检查证实）等。

(6) 颈型颈椎病

颈型颈椎病也称局部型颈椎病，是指具有头、肩、颈、臂的疼痛及相应的压痛点，X线片上没有椎间隙狭窄等明显的退行性改变，但可以有颈椎生理曲线的改变，椎体间不稳定及轻度骨质增生等变化。

30.1.4 临床诊断

1) 有慢性劳损或外伤史，或有颈椎先天畸形、颈椎退行性病变。

2) 多发于40岁以上的中年人，长期低头工作者或习惯于长时间看电视、录像者，往往呈慢性发病。

3) 颈、肩背疼痛，头痛头晕，颈部板硬，上肢麻木。

4) 颈椎活动功能受限，病变颈椎棘突，患侧肩胛骨内上角常有压痛，可摸到条索状硬结，可有上肢功能减弱和肌肉萎缩，臂丛牵拉试验阳性，压头试验阳性。

5) X线正位摄片显示，钩锥关节增生，张口位可有齿状突偏歪，侧位片显示颈椎曲度变直，椎间隙变窄，有骨质增生或韧带钙化，斜位摄片可见椎间孔变小。CT及核磁共振检查对定性定位诊断有意义。

30.2　耳针技术在颈椎病中的应用

30.2.1　耳穴诊断

内容见图82。

30.2.2　临床取穴（图83）

主穴　颈椎、肾、神门、交感、皮质下。

配穴　椎动脉型加枕、颞；神经根型加肩、锁骨、指、腕；交感型加内分泌、心、肝；颈型加耳尖放血、颈、轮4点刺放血。

望诊　颈椎穴呈结节状或珠状、条段状隆起。有症状时呈点状红晕或边缘红色。部分患者呈片状增厚，边缘红晕。根据其阳性反应物的部位，可区别颈椎病的病位

触诊　在颈椎穴可触及结节状或珠状、条段状物，并有明显压痛。肾穴亦有压痛。根据在颈椎穴触及条索的位置，可推断增生椎骨的位置。如在颈椎穴近轮屏切迹处触及条索、结节状物，多提示3、4颈椎有骨质增生，而在颈椎穴近胸椎处触及条索时，则多提示颈5~7椎骨质增生

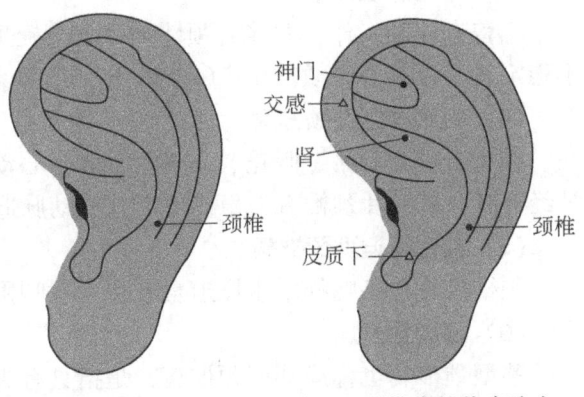

图82　颈椎病的耳穴诊断　　　图83　颈椎病的临床取穴

30.2.3　治疗方法

技术一　毫针疗法

各穴均浅刺捻针。毫针疗法刺入，用强度刺激，留针20~30分钟，留针期间，间歇捻针，每日或隔日1次。

技术二　埋针疗法

每日揉按数次,留针 3 日,至痊愈为止。可轻缓做各种角度的颈部动作。

技术三　贴压疗法

用王不留行籽贴压或磁贴一侧耳穴,每天用手按压数次,3 日换 1 次。双耳或单耳交替应用。可轻缓做各种角度的颈部动作。

技术四　放血疗法

症状严重者先给予耳尖点刺放血,继则行以上疗法。

31 肩周炎

31.1 概述

31.1.1 概念

肩周炎是指肩关节囊及关节周围软组织（韧带、肌腱和肌肉）损伤、退变而引起的一种慢性无菌性炎症，以肩部关节疼痛、运动功能障碍和肌肉萎缩为主要临床表现。本病好发年龄在49岁左右，女性稍多于男性，以单侧多见，又称"五十肩"、"漏肩风"、"肩凝症"、"冻结肩"。

31.1.2 病因病机

(1) 中医病因病机

本病多因风寒湿邪乘虚而入，或年老体衰，肝肾不足、气血虚损，筋骨失于濡养，或气血凝滞，痰湿留着，使经络闭阻，气血不行，经筋失用而发为本病。

(2) 西医病因病机

肩周炎病因虽不十分清楚，但根据临床经验，以下因素与肩周炎关系密切。软组织退行病变，使肩周组织充血、水肿、肥厚，组织缺乏弹性，对各种外力的承受能力减弱是基本因素；长期过度活动、姿势不良等所产生的慢性致伤力是主要的激发因素；上肢外伤后肩部固定过久，肩周组织继发萎缩、粘连，肩部急性挫伤、牵拉伤后因治疗不当，长期劳损可造成肩部软组织的慢性损伤，又可加速其退变；内分泌紊乱引起肩周组织充血、肿胀，加重病变的进展；感受风寒可加剧肩周的无菌性炎症过程，以上因素综合作用而引起肩周炎。

31.1.3 临床表现

主要症状是逐渐加重的肩部疼痛及肩关节活动障碍。疼痛一般位于肩前外侧，有时可放射到肘、手及肩胛区，但无感觉障碍。上肢外展、外旋及后伸活动时疼痛加重，夜间疼痛较重，影响睡眠。急性期不敢侧卧于病侧肩。穿上衣时耸肩或肩内旋时均增加疼痛。不能梳头洗脸，患侧手不能摸背，肩部受凉后亦可使疼痛加重。持续疼痛可引起肌肉痉挛，病程长可引起肌肉萎缩。有时因并发上肢血循环障碍或血管痉挛而出现前臂与手部肿胀、发凉以及手指活动疼痛等症状。

肩部前、后肩峰下及三角肌止点等处有压痛，而以肱二头肌长头腱部压痛更为明显。肩关节各个方向的活动均受限，但以外展及内、外旋更为严重。

31.1.4 临床诊断

1）慢性劳损，外伤筋骨，气血不足复感风寒湿邪所致。

2）好发年龄为49岁左右，女性发病率高于男性。右肩多于左肩，多见于体力劳动者，多为慢性发病。

3）肩部疼痛，渐进性加重，昼轻夜重，常因天气变化及劳累而诱发，疼痛可向颈、耳、肩胛及前臂和手放射，肩关节活动功能障碍。

4）肩部肌肉萎缩，肩前、后、外侧均有压痛，外展功能受限明显，出现典型的"抗肩"现象。

5）X线检查多为阴性，病程日久可见骨质疏松。

31.2 耳针技术在肩周炎中的应用

31.2.1 耳穴诊断

内容见图84。

31.2.2 治疗选穴（图85）

主穴 肩、锁骨、轮3或轮4区点刺放血、神门、肾上腺、皮质下。
配穴 肩部疼痛，活动受限，兼见局部畏寒，得湿痛减加膀胱。

望诊 肩穴、锁骨穴呈点状或片状红晕，有光泽。伴发肩关节周围组织粘连时，肩穴可呈片状白色或片状增厚，边缘红晕
触诊 肩穴可触及结节样、条索样反应物或片状隆起，压痛。锁骨穴压痛，与肩穴、锁骨穴相应的耳背部亦可触及条索物，且压痛

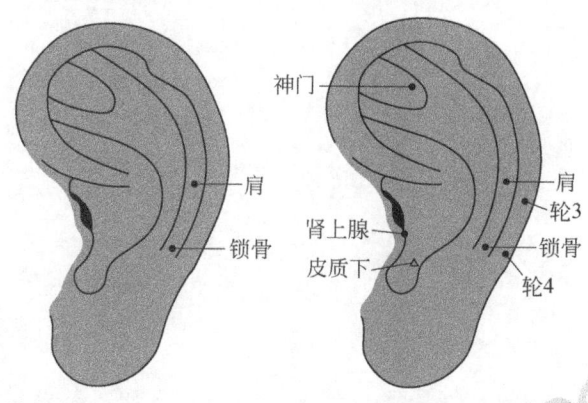

图84 肩周炎的耳穴诊断　　图85 肩周炎的临床取穴

31.2.3 治疗方法

技术一 毫针刺法

急性期或疼痛较剧者用本法,中强度刺激,留针30分钟,两耳交替。

技术二 放血疗法

急性期或疼痛剧烈时,可采用三棱针放血,在耳穴相应部位的压痛敏感点放血3~5滴。

技术三 耳穴埋针或贴压疗法

一般情况下可采用本法,将揿针或王不留行籽埋于耳部穴位,选双侧耳穴,每3~5日更换耳穴1次,埋针后嘱患者每日按压埋植针体5次,每次1~3分钟。

32 腰肌劳损

32.1 概述

32.1.1 概念

腰肌劳损是以腰部隐痛反复发作，劳累后加重，休息后缓解等为主要表现的疾病。腰部有明显压痛点，疼痛可持续数月甚至数年之久。本病属中医学"腰痛"的范畴。

32.1.2 病因病机

(1) 中医病因病机

本病多因劳累过度、闪挫跌仆，或各种原因引起的体位不当，致经络受损，气血运行不利，瘀血凝滞而发病。

(2) 西医病因病理

姿势不良，积累损伤，或急性损伤后未及时治疗，或治疗不彻底，或反复多次损伤，或先天畸形。

32.1.3 临床表现

长期腰痛病史，反复发作，可急性发作。腰骶部一侧或两侧酸痛，疼痛广泛，时轻时重，缠绵不愈，天气变化和劳累后加重，热敷、休息后减轻，腰部活动一般无明显障碍，但活动时有牵扯不适感。

腰部有压痛点，多在骶棘肌处、髂骨脊后部、骶骨后骶棘肌止点处或腰椎横突处。

32.1.4 临床诊断

1）有长期腰痛史，反复发作。

2）一侧或两测腰骶部酸痛不适。时轻时重，缠绵不愈。劳累后加重，休息后减轻。

3）一侧或两侧骶棘肌轻度压痛，腰腿活动一般无明显障碍。

32.2 耳针技术在腰肌劳损中的应用

32.2.1 耳穴诊断

内容见图86。

32.2.2 临床取穴（图87）

主穴 腰骶椎、皮质下、肾上腺、神门、肾。
配穴 肝、脾、耳尖放血、膀胱。

望诊 与损伤部位相对应的腰骶椎上呈现点状或片状白色，部分患者点状或片状增厚
触诊 在腰、骶二穴可触及皮内结节或条索状、片状隆起

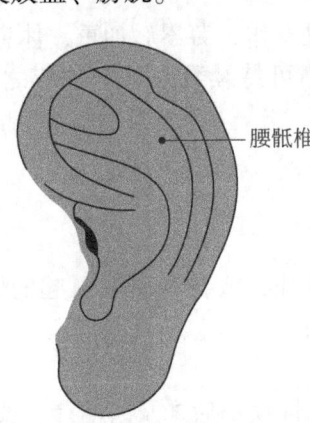

图86 腰肌劳损的耳穴诊断   图87 腰肌劳损的临床取穴

32.2.3 治疗方法

技术一 贴压疗法

在穴区找到敏感点进行耳穴压丸，用强刺激对压泻法，由轻到重按压耳穴的同时，嘱患者活动腰部，每次一侧耳穴，隔日1次，6次为1个疗程。嘱患者每日自行按压耳穴3～4次，每次都按压到疼痛减轻。

技术二 埋针疗法

在穴区找到敏感点将揿针埋入，一次一侧耳穴，每天按揉3～5次，每次约3分钟，中强度刺激，按揉时，让患者活动腰部，7天为1个疗程，疗程间隔3天，两耳交替治疗。

33 乳腺增生

33.1 概述

33.1.1 概念

乳腺增生是妇女常见的乳腺疾病,其发病率占乳腺疾病的首位。临床表现主要以一侧或两侧乳房触及多个大小不一、质韧不硬的肿块可被推动,乳房胀痛,经前期加重。本病多发于30~49岁女性,发病高峰为35~40岁。本病属于中医学"乳癖"、"乳痰"的范畴。

33.1.2 病因病机

(1) 中医病因病机

多由长期肝气郁结,气聚痰凝;或因中年后肝肾亏虚,痰气交结于乳房胃络所致。

(2) 西医病因病理

1) 内分泌失调:黄体素分泌减少,雌激素相对增多是乳腺增生发病的重要原因。例如,卵巢发育不健全、月经不调、甲状腺疾病及肝功能障碍等。

2) 情绪等精神因素的影响:精神紧张、情绪激动等不良精神因素容易形成乳腺增生,经常熬夜、睡眠不足等也会造成乳腺增生,而且这些不良因素还会加重已有的乳腺增生症状。

3) 人为因素或不良生活习惯:女性高龄不育、性生活失调、人工流产、夫妻不和、不哺乳等原因,造成乳腺不能有正常的、周期性的生理活动。佩戴过紧的胸罩或穿过紧的内衣等。

4) 饮食结构不合理,如高脂、高能量饮食导致脂肪摄入过多,饮酒和吸烟等不良生活习惯会诱发乳腺病。此外,现在人们的饮食好了,有高血压、高血糖病的人也很多,这些也容易使女性出现内分泌失调,导致乳腺增生。

5) 长期服用含雌激素的保健品、避孕药等也会导致乳腺疾病的发生。

33.1.3 临床表现

(1) 乳房疼痛:常为胀痛或刺痛,可累及一侧或两侧乳房,以一侧偏重多见，疼痛严重者不可触碰，甚至影响日常生活及工作，疼痛以乳房肿块处为主，亦可向患侧腋窝、胸胁或肩背部放射；有些则表现为乳头疼痛或痒，乳房疼痛常于月经前数天出现或加重，行经后疼痛明显减轻或消失；疼痛亦可随情绪变化而波动，这种与月经周期及情绪变化有关的疼痛是乳腺增生病临床表现的主要特点。

（2）乳房肿块：肿块可发于单侧或双侧乳房内，单个或多个，好发于乳房外上象限，亦可见于其他象限，肿块形状有片块状、结节状、条索状、颗粒状等，其中以片块状多见，肿块边界不明显，质地中等或稍硬韧，活动好，与周围组织无粘连，常有触痛，肿块大小不一，小者如粟粒般大，大者可逾 3~4cm，乳房肿块也有随月经周期而变化的特点，月经前肿块增大变硬，月经来潮后肿块缩小变软。

（3）乳头溢液：少数患者可出现乳头溢液，为自发溢液，为草黄色或棕色浆液性溢液。

（4）月经失调：本病患者可兼见月经前后不定期，量少或色淡，可伴痛经。

（5）情志改变：患者常感情志不畅或心烦易怒，每遇生气、精神紧张或劳累后加重。

33.1.4 临床诊断

（1）中医诊断

1）多数在乳房外上象限有一扁平肿块，扪之有豆粒大小韧硬结节，可有触痛。肿块边界欠清，与周围组织不粘连。

2）乳房可有胀痛，每随喜怒而消长，常在月经前加重，月经后缓解。

3）本病好发于 20~40 岁的妇女。

4）钼钯 X 线乳房摄片、冷光源强光照射、液晶热图像等检查有助诊断。必要时做组织病理学检查。

（2）西医诊断

1）症状：本病多发于 20~40 岁妇女，多伴有月经不调、不孕症或流产史，发病缓慢，病程长；周期性乳房胀痛和乳房肿块，肿块多在双侧乳房出现，并可能多发于乳房各个象限，质韧而不硬，边界不甚清楚，与皮肤不粘连，活动度大，腋窝淋巴结不大。

2）实验室检查：乳房钼钯摄片可协助诊断；穿刺行细胞学检查，或切片活检明确诊断。

3）病理检查在切面上有散在小囊，有时内含有黄白色乳酪样物质。切片可见乳腺小叶数、腺泡数增多，结缔组织增生有胶原化。腺上皮及纤维组织增生明显时可形成纤维腺瘤，小叶内或小叶间导管上皮增生时可形成导管内乳头状瘤病。

33.2 耳针技术在乳腺增生中的应用

33.2.1 耳穴诊断

内容见图88。

33.2.2 治疗选穴（图89）

主穴 胸椎、内生殖器、内分泌、肝、交感。
配穴 脾、胃、缘中、皮质下、神门。

望诊 胸椎穴呈点状白色，边缘红晕，或成小丘疹伴边缘红晕。部分患者见白色隆起或结节
触诊 胸椎穴压痛明显，可触及条索或结节，压痛点测定阳性

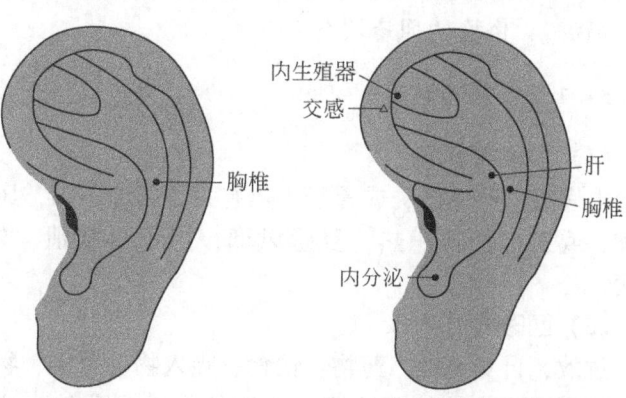

图88 乳腺增生的耳穴诊断　　图89 乳腺增生的临床取穴

33.2.3 治疗方法

技术一　毫针疗法

行经之前用毫针刺，选单侧耳穴，每日1次，留针30分钟，中强度刺激。

技术二　贴压疗法

行经之后，选单侧耳穴，3～5日换耳1次，每日按揉3次，每次1～3分钟。

技术三　埋针疗法

选单侧耳穴，3～5日换耳1次，每日按揉3次，每次1～3分钟，埋针后坚持每日按揉贴压揿针处，两耳交替治疗。

34 荨麻疹

34.1 概述

34.1.1 概念

荨麻疹是一种常见的皮肤病,系多种不同原因所致的一种皮肤黏膜血管反应性疾病。本病表现为时隐时现的、边缘清楚的、红色或白色的瘙痒性风团,中医称"瘾疹",俗称"风疹块"。

34.1.2 病因病机

(1) 中医病因病机

本病与风邪侵袭,或胃肠积热有关。腠理不固,风邪侵袭,遏于皮肤,营卫不和,或素有胃肠积热,复感风邪,内不得疏泄,外不得透达,郁于腠理而发病。

(2) 西医病因病机

过敏、自身免疫、药物、饮食、吸入物、感染、物理刺激、昆虫叮咬等原因引起肥大细胞依赖性和非肥大细胞依赖性导致的炎症介质(组胺、5-羟色胺、激肽及慢性反应性物质等)的释放,造成血管扩张、血管通透性增加、炎症细胞浸润,而引发荨麻疹。

34.1.3 临床表现

发作性的皮肤黏膜潮红或风团,风团形状不一、大小不等,颜色苍白或鲜红,时起时消,单个风团常持续不超过 24~36 小时,消退后不留痕迹;自觉瘙痒剧烈,少数伴发热、关节肿痛、头痛、恶心、呕吐、腹痛、腹泻、胸闷、气憋、呼吸困难、心悸等全身症状。

34.1.4 临床诊断

(1) 中医诊断

1)突然发作,皮损为大小不等、形状不一的水肿性斑块,境界清楚;
2)疹时起时落,剧烈瘙痒,发无定处,退后不留痕迹;

3）部分病例可有腹痛腹泻，或有发热、关节痛等症。严重者可有呼吸困难，甚至引起窒息；

4）皮肤划痕试验阳性；

5）皮疹经过3个月以上不愈或反复间断发作者为慢性隐疹。

（2）西医诊断

1）症状：皮肤突发瘙痒；不规则风团呈鲜红色或苍白色或绕有红晕，一般在24小时内消退，消退后不留鳞屑和色素沉着；排除了丘疹性荨麻疹或多形性红斑。

2）伴见症：少数可伴腹痛、腹泻或伴发支气管哮喘、喉头水肿等呼吸系统表现。

3）实验室检查：血常规检查嗜酸性粒细胞增加，皮肤划痕试验阳性；病程可呈慢性经过，反复发作。

34.2 耳针技术在荨麻疹中的应用

34.2.1 耳穴诊断

内容见图90。

34.2.2 临床取穴（图91）

主穴 肺、风溪、大肠、内分泌、肾上腺、神门、耳尖放血。
配穴 耳中、肝、脾、大肠。

望诊 肺、风溪、大肠呈点片状红晕，并可见糠皮粉末状脱屑
触诊 肺、风溪、过敏点、大肠、内分泌压痛

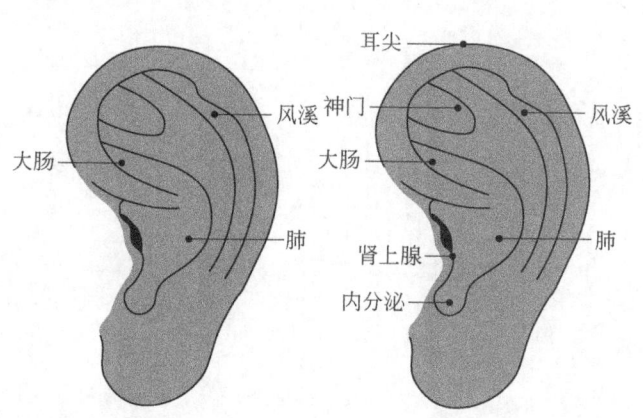

图90 荨麻疹的耳穴诊断　　图91 荨麻疹的临床取穴

34.2.3 治疗方法

技术一 贴压疗法

贴压王不留行籽，每次一侧耳穴，两耳交替，隔日换贴1次。嘱患者每日自行按压4~6次，痒时可随时按压耳穴。10次为1个疗程，疗程间休息5~7天。

技术二 毫针疗法

毫针在敏感点进针，留针30~60分钟，每次针一侧耳穴，两耳交替，每日1次。急性荨麻疹连续针至痊愈，慢性荨麻疹10次为1个疗程，症状缓解后，还需巩固治疗1个疗程。

技术三 放血疗法

选取耳背后中上部小静脉，用三棱针将小静脉刺破出血，或用小刀片刺破血管，或耳尖穴点刺放血，每日或隔日1次，3次为1个疗程，间隔10日可进行第2疗程。

技术四 磁疗法

在所选穴区敏感点压贴磁珠，若贴磁片，则选穴同贴压法，耳郭正面、背面异名极磁片相对贴压。每次贴一侧耳穴，两耳交替，治疗至痊愈。

35 痤疮

35.1 概述

35.1.1 概念

痤疮是毛囊皮脂腺的一种慢性炎症性皮肤病,主要好发于青少年,对青少年的心理和社交影响很大,但青春期后往往能自然减轻或痊愈。临床表现以好发于面部的粉刺、丘疹、脓疱、结节等多形性皮损为特点。痤疮俗称青春痘、粉刺,多见于头面部、颈部、前胸、后背等皮脂腺丰富的部位。

35.1.2 病因病机

(1) 中医病因病机

本病多由肺经风热,熏蒸于皮肤,或过食油腻辛辣之品,脾胃蕴湿积热,外犯肌肤,或冲任失调所致。

(2) 西医病因病理

痤疮的发生主要与皮脂分泌过多、毛囊皮脂腺导管堵塞、细菌感染和炎症反应等因素密切相关。进入青春期后人体内雄激素特别是睾酮的水平迅速升高,促进皮脂腺发育并产生大量皮脂。同时毛囊皮脂腺导管的角化异常造成导管堵塞,皮脂排出障碍,形成角质栓即微粉刺。毛囊中多种微生物尤其是痤疮丙酸杆菌大量繁殖,痤疮丙酸杆菌产生的脂酶分解皮脂生成游离脂肪酸,同时趋化炎症细胞和递质,最终诱导并加重炎症反应。

35.1.3 临床表现

痤疮初起可见粟粒或针孔大小丘疹,呈与毛囊口一致的圆锥状,毛囊口有栓塞,呈头黑体白半透明状,挤压时可挤出乳白色粉质样物;在发展过程中可演变为炎性丘疹、脓疱、结节、囊肿,甚至瘢痕等,往往数种同时存在。病程缓慢,常持续到中年才逐渐缓解而痊愈,遗留或多或少的凹状萎缩性瘢痕或瘢痕疙瘩。

35.1.4 临床诊断

1) 初起在毛囊口,呈现小米粒大小红色丘疹,可演变为脓疱。此后可形成硬结样白头粉刺或黑头粉刺，严重病例可形成硬结性囊肿。

2）多发于男女青春期之面部及胸背部，常伴有皮脂溢出。

3）多有饮食不节，过食肥甘厚味，或外感外邪诱发。

4）易发人群：多见于女子，皮疹反复发作，与月经周期有明显关联。

5）青春期过后，多数可自然减轻。

35.2 耳针技术在痤疮中的应用

35.2.1 耳穴诊断

内容见图92。

35.2.2 临床取穴（图93）

主穴　面颊、肺、大肠、内分泌、肾上腺、耳尖放血。

配穴　随月经周期变化的加内生殖器、肝、肾、缘中；皮脂分泌旺盛的加脾、胃、肝、大肠；痒甚的加神门、心、耳中。

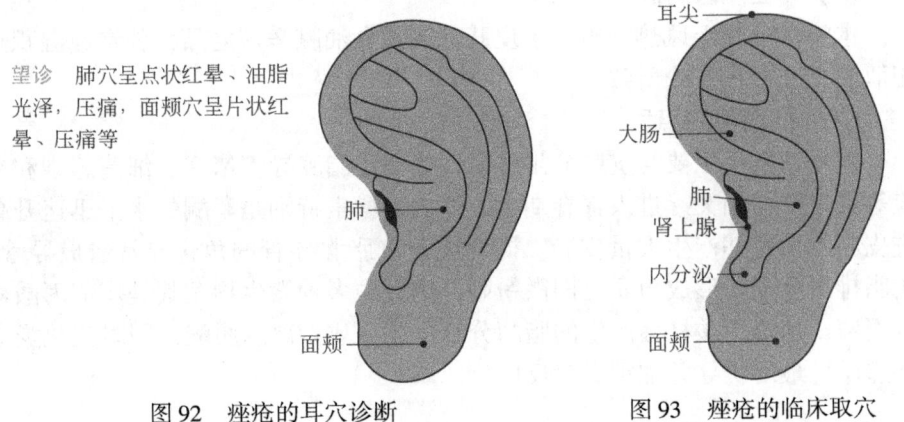

图92　痤疮的耳穴诊断　　　图93　痤疮的临床取穴

35.2.3 治疗方法

技术一　贴压疗法

用王不留行籽压贴，用平补平泻手法，以耳郭发热、面部有感觉为好。每天按压3~4次，隔日换贴压另一侧耳穴。10次为1个疗程，疗程间休息7~10天。

技术二 毫针疗法

对准敏感点刺入毫针,用平补平泻捻转手法,使耳郭发热,留针 30 分钟。隔日治疗 1 次,10 次为 1 个疗程,疗程间休息 7~10 天。

技术三 放血疗法

肺穴上下各划割 1 刀,肝、面颊、内分泌各划割 1 刀,每穴用消毒手术刀片尖端划破 3~5mm 长皮肤,使有少量渗血。出血后用消毒干棉球压迫止血。3 天治疗 1 次,3 次为 1 个疗程,疗程间休息 15 天。

36 黄褐斑

36.1 概述

36.1.1 概念

黄褐斑俗称"蝴蝶斑"、"肝斑"或者"妊娠斑",主要发生在面部,以颧部、颊部、鼻、前额、颏部为主,为边界不清楚的褐色或黑色的斑片,多为对称性。

36.1.2 病因病机

(1) 中医病因病机

本病主要为虚、瘀、湿、热所致。精血不足,不能上荣于面;或气血痰瘀积滞皮下,色素沉着而致;或肝郁气滞,郁久化热,灼伤阴血,致使颜面气血失和而发病;或脾虚生湿,湿热蕴结,上蒸于面所致;也有人认为与冲任有关,冲任起胞宫,最终上行至面部,肝郁血滞伤冲任,气血不能上荣于面,故致本病。

(2) 西医病因病理

黄褐斑的出现多数与内分泌有关,尤其是和女性的雌激素水平有关,月经不调、妊娠、服避孕药或肝功能损伤及慢性肾病都可能出现黄褐斑。此外日晒和精神因素也会加重本病。黄褐斑的形成是由于组织细胞间的微细循环淤阻,细胞溶解死亡,黑色素增多形成色斑沉着所造成的。

36.1.3 临床表现

本病好发于女性,特别是妊娠期、产后和口服避孕药的妇女。皮损为淡褐色或黄褐色斑,边界较清,形状不规则,皮疹对称性分布于颜面、额、两颊、鼻背两侧、唇周围、颏部皮肤,呈指盖至钱币大小,或呈手掌大小、形状不规则的淡褐色或暗褐色沉斑,边界明显或模糊不清,可融合成大片。无自觉症状,日晒后加重。一部分于分娩后或停用避孕药后可缓慢消退。

36.1.4 临床诊断

(1) 中医诊断

1) 面部皮损为淡褐色或黄褐色斑,不高出皮肤,边界较清,形状不规则,无痒痛。

2）皮疹对称性分布于颜面、额、两颊、鼻背两侧、唇周围、颏部皮肤。

3）妇女多发，无自觉症状，起病有慢性过程。

4）组织病理检查示真皮中色素过度沉着，真皮中嗜黑素细胞也有较多的色素，可在血管和毛囊周围有少数淋巴细胞浸润。

(2) 西医诊断

1）进行肝功、肾功及组织病理学检查，同时结合疾病的症状体征来进行诊断。

2）组织病理示：表皮基底层黑素增多，黑素细胞不增加，真皮上层可见较多的嗜黑素细胞及游离的色素颗粒，可见围管性少量淋巴细胞浸润。

3）同时结合临床表现即可作出诊断。

36.2 耳针技术在黄褐斑中的应用

36.2.1 耳穴诊断

内容见图94。

36.2.2 临床取穴（图95）

主穴 神门、交感、肝、肾、肺、内分泌、缘中、皮质下。

配穴 月经不调加内生殖器；精神压力大、精神抑郁加心、枕、大肠。

望诊 在相应部位、肺穴区可见点状褐色或暗灰色改变

触诊 内分泌、生殖器、肺、相应部位可触及敏感点

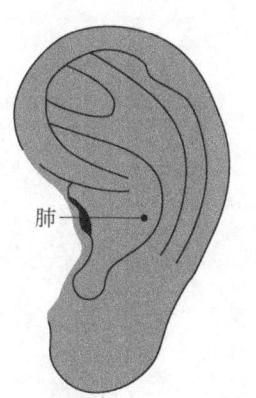

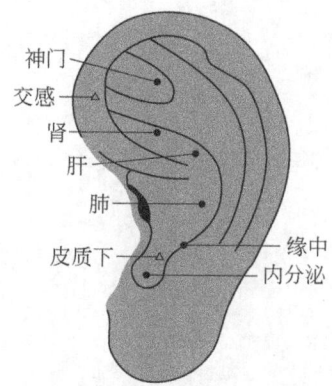

图94 黄褐斑的耳穴诊断　　图95 黄褐斑的临床取穴

36.2.3　治疗方法

技术一　贴压疗法

用王不留行籽压贴,用强刺激按压,嘱患者每日自行按压3~4次。每次一侧耳穴,两耳交替,10次为1个疗程,疗程间休息1周。

技术二　毫针疗法

用耳毫针对准敏感点进针,捻转泻法,留针30~60分钟。2~3天针1次,每次一侧耳穴,两耳交替,10次为1个疗程,疗程间休息5~7日。

技术三　放血疗法

1)揉搓耳郭使充血,在所选耳穴的敏感点处用三棱针点刺放血,每穴放血0.5~1.0ml。每次一侧耳穴,两耳交替,每周放血2次,10次为1个疗程。

2)揉搓耳郭使充血,选两侧耳背近耳轮处明显血管,用刀片划破使自然流血5~10滴,每周放血2次,6次为1个疗程。

37 神经性皮炎

37.1 概述

37.1.1 概念

神经性皮炎又称慢性单纯性苔藓,是一种以皮肤苔藓样变及剧烈瘙痒为特征的慢性炎症性疾病。一般认为本病的发生可能系大脑皮质抑制和兴奋功能紊乱所致,精神紧张、焦虑、抑郁、局部刺激(如摩擦、日晒、多汗)以及消化不良、饮酒、进食辛辣等均可诱发或加重本病。临床表现为,初发时的皮肤损害为有聚集倾向的扁平丘疹,皮色正常或淡褐,表面发亮,久之丘疹融合成片,逐渐增大,皮肤增厚,干燥粗糙,稍见脱屑,有阵发性奇痒,入夜更甚,搔之不知痛楚。在情绪波动时,症状往往加重。局限型好发于颈项部,播散性好发于头部、四肢、肩及腰等处。本病病程缓慢,常迁延数年之久,虽经治愈,但容易复发。

37.1.2 病因病机

(1) 中医病因病机

本病多因情志不遂,郁闷不舒,心火上炎,以致气血运行失调,凝滞于皮肤,日久耗血伤阴,血虚化燥生风,或因脾蕴湿热,复感风邪蕴阻于肌肤而发病。

(2) 西医病因病理

病因目前尚不十分明了,一般认为可能与神经系统功能障碍、大脑皮质兴奋和抑制平衡失调有关,如情绪波动、过度紧张、神经衰弱、焦虑不安、恐怖忧愁等。饮酒、日晒、搔抓及局部磨擦等刺激,能诱发局部瘙痒,经常搔抓致使局部皮肤形成苔藓化。在苔藓化形成后,又可引起局部发生痒感,形成恶性循环,常使神经性皮炎不易治愈。

37.1.3 临床表现

皮疹好发于颈部、四肢伸侧及腰骶部、腘窝、外阴;自觉剧痒,病程慢性,可反复发作或迁延不愈;常先有局部瘙痒,经反复搔抓摩擦后,局部出现粟粒状绿豆大小的圆形或多角形扁平丘疹,呈皮色、淡红或淡褐色,稍有光泽,以后皮疹数量增多且融合成片，成为典型的苔藓样皮损，皮损大小形态不一，四周可有少量散在的扁平丘疹。

37.1.4 临床诊断

1）皮损特点为干燥、粗糙、肥厚苔癣化，常呈对称分布。
2）本病中青年多见，先有剧烈瘙痒，后有皮损。
3）皮疹好发于身体易受摩擦部位，颈部尤为多见。皮疹四周可有少量扁平丘疹，苔藓样变，无渗出。
4）皮疹好发于颈部、四肢伸侧、腰骶部、腘窝、外阴。
5）病程慢性，常反复发作。

37.2 耳针技术在神经性皮炎中的应用

37.2.1 耳穴诊断

内容见图96。

37.2.2 治疗选穴（图97）

取穴 耳尖放血、病损部位点刺放血、肺、神门、皮质下。
配穴 肾上腺、肝、风溪、耳中。

望诊 肺穴呈糠皮粉末状脱屑，病损部位相应耳穴见白色片状糠皮脱屑或暗褐色丘疹，皮肤粗糙
触诊 肺穴、风溪、病损部位相应耳穴压痛

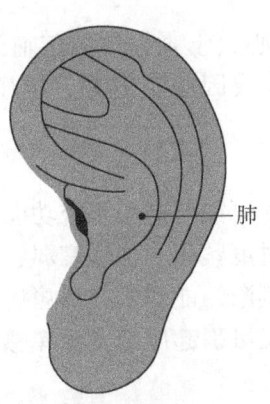

图96 神经性皮炎的耳穴诊断

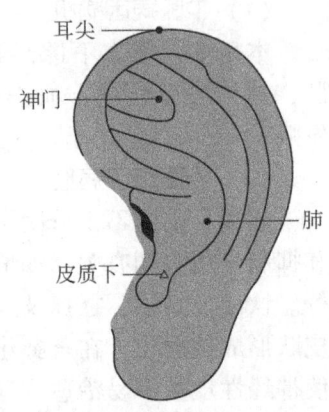

图97 神经性皮炎的临床取穴

37.2.3 治疗方法

技术一 毫针刺法

毫针对准敏感点进针，强刺激。每次留针 1~2 小时，留针期间行针 2~4 次。1~2 日针 1 次，每次一侧耳穴，两耳交替，10 次为 1 个疗程。

技术二 药物注射疗法

用维生素 B_1、维生素 B_{12} 或维生素 C 或普鲁卡因注射液，注射器针头刺入所选穴位敏感点皮下，推入药液约 0.1ml，使形成一皮下丘疹样凸起。每次一侧耳穴，两耳交替，隔日治疗 1 次，10 次为 1 个疗程。

技术三 放血疗法

选取耳背较明显的小静脉，用三棱针或小刀片点刺出血，放血 5~7 滴，每次一侧耳背一根小静脉，两耳交替，每周 2 次，3 次为 1 个疗程。

技术四 电针疗法

在穴区敏感点进针，针柄接电针治疗仪输出导线，用疏密波，输出强度以患者能耐受为度。1~2 天治疗 1 次，每次一侧耳穴，两耳交替，10 次为 1 个疗程，疗程间休息 5~7 天。

技术五 磁疗法

取穴同毫针疗法，在所选穴区敏感点贴磁珠或磁片，用磁片可耳前、耳后异名极相对各贴压 1 片，形成对压。3~5 天治疗 1 次，每次一侧耳穴，两耳交替，10 次为 1 个疗程，疗程间休息 7~10 天。

38 睑腺炎

38.1 概述

38.1.1 概念

睑腺炎俗称针眼，是睫毛毛囊附近的皮脂腺或睑板腺的急性化脓性炎症。本病以局部红肿、疼痛，出现硬结及黄色脓点为主要临床表现，俗称"针眼"，多生于单眼，且有惯发性，患者以青少年多见。

38.1.2 病因病机

(1) 中医病因病机

素体虚弱，或有不良卫生习惯者，常易患病。亦有因风热外系、热毒炽盛，或脾虚湿热，上攻于目，热毒壅阻于胞睑而发为本病。

(2) 西医病因病理

眼睑有两种腺体，在睫毛根部的叫皮脂腺，其开口于毛囊；另一种靠近结膜面埋在睑板里的叫睑板腺，开口于睑缘。细菌（主要是葡萄球菌）可由开口处进入睫毛根部的皮脂腺或眼睑深部的睑板腺而致急性化脓性炎症，前者叫外睑腺炎，后者叫内睑腺炎。睑腺炎就是这两种腺体的急性化脓性炎症。患睑缘炎、沙眼、慢性结膜炎或过度用眼者，以及有近视、远视、散光等眼病而没有及时配镜矫正者亦可发病。不注意眼部的卫生，用不干净的手、毛巾、手帕等擦眼，细菌侵入眼睑腺内，可直接引起睑腺炎。

38.1.3 临床表现

胞睑局部肿胀、疼痛、痒为主。一般初发多肿痒明显，中期以肿痛为主，脓成溃破后诸症减轻，红肿渐消。病情严重时，可伴有发热、恶寒、头痛等症。

38.1.4 临床诊断

(1) 中医诊断

1) 初起胞睑痒痛，睑腺微肿，按之有小硬结，形如麦粒，压痛明显。
2) 局部红肿疼痛加剧，逐渐成脓，起于睑弦者在睫毛根部出现脓点，发于睑内者，睑内面出现脓点，破溃或切开排脓后，病情随之缓解。

3）病情严重时，胞睑漫肿，皮色暗红，可伴有发热、恶寒、头痛等症。同时触诊可扪及形似麦粒的硬结，同侧耳前可扪及肿核。

4）本病有反复发作和多发倾向。

（2）西医诊断

1）眼睑局限红、肿、热，可触及硬结，压痛。

2）结膜面充血，并有脓点。

3）可触及耳前肿大淋巴结，压痛。

4）血常规检查可见白细胞总数及中性粒细胞增多。

38.2 耳针技术在睑腺炎中的应用

38.2.1 耳穴诊断

内容见图98。

38.2.2 临床取穴（图99）

主穴 耳尖放血、眼、肝、屏间前、屏间后。
配穴 口、三焦、脾。

望诊 眼、肝穴呈点片状红晕或充血，边缘清晰
触诊 眼、肝、脾、肾上腺压痛

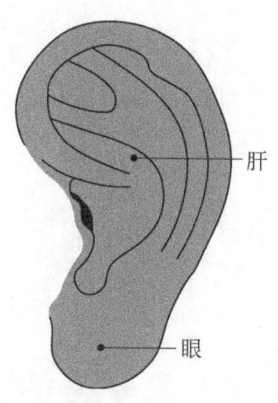

图98 睑腺炎的耳穴诊断

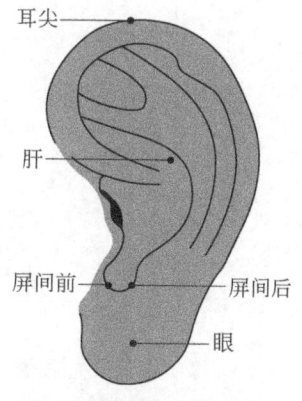

图99 睑腺炎的临床取穴

38.2.3 治疗方法

技术一　放血疗法

1）选耳尖穴，预先耳郭按摩使之充血，医者左手固定耳郭，右手持消毒三

棱针快速点刺耳尖穴，刺后用两手拇指、食指挤压放血 3~5 滴。未化脓者，一般治疗 2 次可痊愈，少数需要治疗 3 次以上。

2）选耳背静脉，用 1 寸毫针或 5~6 号消毒针头似静脉穿刺的手法，从瘀血静脉末端向根部方向进针，以刺破血管壁为度，挤出血液 0.5ml 左右后，任其自行止血，只擦流出血，不加压迫止血。

技术二　贴压疗法

左眼患病先贴压左耳，每日或隔日换贴压另一侧耳穴，两眼患病可两耳同时贴压。嘱患者每日自行按压各耳穴 3~5 次，用强刺激泻法。不分疗程，一直治疗到痊愈，再治疗 1~2 次巩固疗效。

技术三　埋针疗法

一般用患侧耳穴，也可取对侧耳穴，取穴及配穴同贴压法。探取敏感点后埋入揿针，嘱患者每日自行按压各耳穴 3~5 次，痊愈后取出揿针。

39 近视

39.1 概述

39.1.1 概念

近视是以视近清楚、视远模糊为主症的眼病。古代医籍称之为"能近怯远症"。

39.1.2 病因病机

(1) 中医病因病机

本病多因先天禀赋不足、劳心伤神，使心肝肾气血阴阳受损，睛珠形态异常，以致目中神光不能发越于远处；不良用眼习惯，如看书、写字目标太近、座位姿势不正及光线强烈或不足等，均可使目络瘀阻，目失所养，导致本病。

(2) 西医病因病理

近视发生的原因大多为眼球前后轴过长（称为轴性近视），其次为眼的屈光力较强（称为屈光性近视）。导致近视的因素有多种，环境和遗传因素共同影响了近视的形成。其内因包括遗传和发育两方面因素，外因即环境因素。

39.1.3 临床表现

1）远视力下降，近视力正常。

2）视疲劳。

3）可发生外隐斜或共转性外斜，斜视眼多为近视度数高的一眼。

4）高度近视者常出现玻璃体液化、混浊，并发白内障而自觉眼前黑影飘动或视力下降；

5）低、中度者眼底一般无变化或呈豹纹状眼底、近视弧形斑，高度近视者视神经乳头颞侧或周围环状脉络膜萎缩，黄斑部变性、出血，富克斯（Fuchs）斑，后巩膜葡萄肿，并易发生视网膜裂孔和视网膜脱离；

6）高度近视者因眼轴处长而稍突出，同时伴前房较深和瞳孔较大，且对光反应略迟钝。

39.1.4 临床诊断

1）近视力正常，远视力减退低于 1.0，但能用凹透镜矫正。小于 -3D 为轻度近视，-3D ~ -6D 为中度近视，-6D 以上为高度近视。

2）青少年远视力在短期内下降，休息后视力又有提高，使用阿托品麻痹睫状肌后，检查近视度数消失或小于 -0.5D，为假性近视。

3）眼底检查，中度以上轴性近视，视乳头颞侧出现弧形斑，高度近视眼底易发生退行性变形、黄斑部出血、萎缩斑等。

39.2 耳针技术在近视中的应用

39.2.1 耳穴诊断

内容见图 100。

39.2.2 临床取穴（图 101）

主穴 眼、肝、肾、屏间前、屏间后、脾。

望诊 眼、肝、肾穴呈点状或片状红晕或充血，中心常呈轻度水肿性红润，光泽明显

触诊 眼、肝、肾3穴压痛，并可呈现白色压痕反应。仅凭耳穴诊断，很难分辨真、假近视的性质

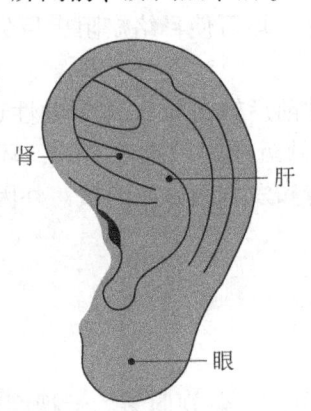

图 100 近视眼的耳穴诊断

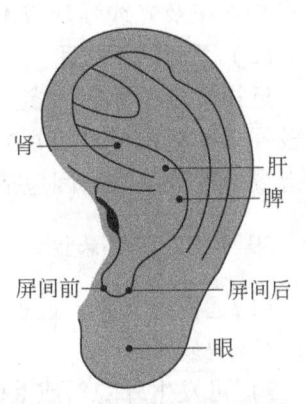

图 101 近视眼的临床取穴

39.2.3 治疗方法

技术一 贴压疗法

用王不留行籽贴压，每次贴压一侧耳穴，两耳交替，每隔 1 ~ 3 天换贴 1 次。嘱患者每日自行按压各耳穴数次，若患者年龄小，自己不能认真按压，可由父母代压。10 次为 1 个疗程，休息 7 ~ 10 天，继续下一疗程治疗。

技术二 磁疗法

用 0.05T 左右磁场强度的磁珠，贴压在耳穴上，以胶布固定。每次一侧耳穴，两耳交替治疗，每周换 1 次，6 次为 1 个疗程。疗程间休息 5~7 天。

技术三 贴膏疗法

选用麝香膏等芳香刺激性较强的橡皮膏，剪成 4mm×4mm 见方的小方块，均贴于两侧穴位，每隔 1 日换贴膏药 1 次，10 次为 1 个疗程。

技术四 埋针疗法

常规消毒，把揿针刺入上述耳穴，胶布固定。每次一侧耳穴，隔 2~4 天换针另一侧耳穴，10 次为 1 个疗程。埋针期间不可将埋针处弄湿以防感染，若洗头洗澡应先将揿针取出后再洗。疗程间休息 15 天。

技术五 按摩疗法

用拇指、食指相对，压迫耳郭上的屏间切迹两侧的下部、耳垂正中、耳屏中部等部位，重点按压屏间前、屏间后、眼等穴。要求：一压一松，用力适中，均匀，每部位揉按 10~30 次，揉按耳穴时应双目微闭，心静专一，每日揉按 3~5 次，在看书、写字等用眼之后尤为重要。两耳交替进行，5~7 次为 1 个疗程。

技术六 激光疗法

单耳或双耳取穴，每日或隔日 1 次，每次照射 1~3 分钟。5~7 次为 1 个疗程，疗程间隔 3~5 天。

40 慢性鼻炎

40.1 概述

40.1.1 概念

慢性鼻炎是指鼻黏膜及黏膜下层的慢性炎症疾病。临床表现以鼻腔黏膜肿胀、分泌物增多、病程持续数月以上或反复发作为特征。慢性鼻炎是一种常见病。根据慢性鼻炎的病理特征和功能紊乱的程度,可分为慢性单纯性鼻炎和慢性肥厚性鼻炎,二者病因相同,且后者多由前者发展、转化而来,在病理组织学上没有绝对界限,常有过渡型存在。

40.1.2 病因病机

(1) 中医病因病机

本病多因风寒袭肺,肺失宣降,或久病体虚,肺气不固,外邪袭表,循经上扰于鼻而引发。

(2) 西医病因病理

病因不明。本病可能因急性鼻炎反复发作或未获得彻底治疗、鼻腔及鼻窦慢性疾病、临近感染性病灶、鼻腔用药不当或过久、职业及环境因素、全身性慢性疾病、营养不良、内分泌疾病或失调等因素,引起鼻腔黏膜深层动脉和静脉慢性扩张,尤以下鼻甲海绵状血窦变化最明显。血管和腺体周围有以淋巴细胞和浆细胞为主的炎性细胞浸润,黏膜腺体功能活跃,分泌增多,从而发病。

40.1.3 临床表现

临床表现以鼻塞、脓涕量多、头痛或面颊疼痛为主。常有感冒病史,可有过度疲劳、受凉、拔牙、鼻腔手术等病史。急性发作可伴有鼻塞及嗅觉减退,或伴有胃寒、发热、食欲缺乏、周身不适等。慢性可见暂时性的嗅觉减退,或伴有神疲乏力、头昏、健忘、注意力不集中等,症状持续3年以上者。

40.1.4 临床诊断

(1) 中医诊断

1) 以长期持续鼻塞,或间歇性、交替性鼻塞,鼻涕量多为主要症状,或伴有头晕、记忆力下降、失眠、耳鸣、耳内闭塞感等症。

2）病程较长，疲劳、感寒后症状加重。易并发耳胀、耳闭。

3）鼻腔检查黏膜充血，呈红色或暗红色，鼻黏膜肿胀以下鼻甲为主。

(2) 西医诊断

1）根据相关的症状，主要表现为间歇性及交替性的鼻塞、多涕，主要为半透明的黏液性鼻涕，以及间断性的嗅觉减退，头痛不适，说话时的鼻音等。

2）同时结合鼻镜检查及鼻黏膜对麻黄素等血管收缩剂的反应，即可作出诊断。

40.2 耳针技术在慢性鼻炎中的应用

40.2.1 耳穴诊断

内容见图102。

40.2.2 临床取穴（图103）

主穴 内鼻、肺、额、肾上腺。

望诊 内鼻、肺、额穴可见点片状红晕或充血，并有脂溢性反应，有光泽

触诊 内鼻、肺、肾上腺、额出现压痛

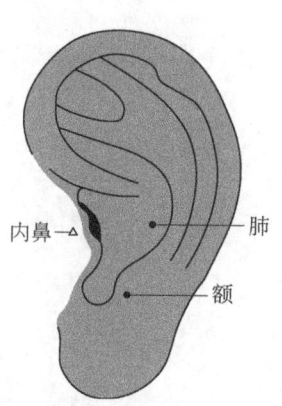

图102 慢性鼻炎的耳穴诊断

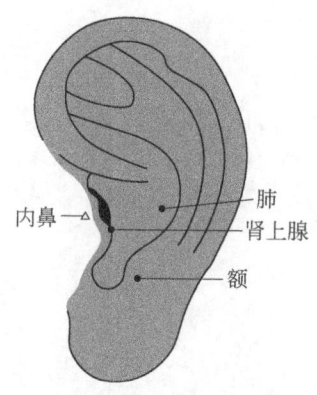

图103 慢性鼻炎的临床取穴

40.2.3 治疗方法

技术一 贴压疗法

用王不留行籽贴压。每次一侧耳穴，两耳交替，隔日治疗1次，嘱患者每日自行按压各耳穴4～5次，若感鼻痒、喷嚏可随时按压耳穴。10次为1个疗程，疗程间休息5～7天。

技术二　毫针疗法

耳穴敏感点进针，每次一侧耳穴，用强刺激泻的手法。每次留针 30～60 分钟，每 10 分钟行针 1 次。每日或隔日治疗 1 次，10 次为 1 个疗程，疗程间休息 5～7 天。

技术三　磁疗法

内鼻和外鼻、风溪和耳背相对应部位、肺和耳背肺、内分泌和耳背肾 4 对穴位，耳前耳后相对各贴压 1 粒磁珠，加强耳穴的磁场强度，用对压泻的手法。每次一侧耳穴，隔 2 日换贴压另一侧耳穴。10 次为 1 个疗程，疗程间休息 5～7 天。

41 慢性咽炎

41.1 概述

41.1.1 概念

慢性咽炎是咽黏膜、黏膜下及淋巴组织的慢性炎症。本病以咽部不适、咽黏膜肿胀或萎缩为特征，常由急性咽炎反复发作转变而来。本病在临床中常见，病程长，症状容易反复发作。本病属于中医的"慢喉痹"范畴。

41.1.2 病因病机

(1) 中医病因病机

本病多因久病余邪未清，肺肾两虚，阴液不能上润于喉，虚火上炎而成。

(2) 西医病因病理

本病与以下各种因素有关。

1）局部因素：多为急性咽炎反复发作或延误治疗转为慢性；患有各种鼻病，因鼻阻塞而长期张口呼吸及鼻腔分泌物下流，致长期刺激咽部，或慢性扁桃体炎、龋病等影响所致。

2）物理化学因素刺激：如粉尘、颈部放疗、长期接触化学气体、烟酒过度等都可引起本病。

3）全身因素：各种慢性病，如贫血、便秘、下呼吸道慢性炎症、心血管疾病、新陈代谢障碍、肝脏及肾脏病等都可继发本病。

41.1.3 临床表现

临床表现为慢性咽炎，多见于成年人，儿童也可出现。全身症状均不明显，以局部症状为主。有咽部不适感、异物感、咽部分泌物不易咳出、咽部痒感、烧灼感、干燥感或刺激感，还可有微痛感。由于咽后壁通常因咽部慢性炎症造成较黏稠分泌物黏附，以及由于鼻、鼻窦、鼻咽部病变造成夜间张口呼吸，常在晨起时出现刺激性咳嗽及恶心。由于咽部异物感可表现为频繁吞咽。咽部分泌物少且不易咳出者常表现为习惯性的干咳及清嗓子咳痰动作，若用力咳嗽或清嗓子可引起咽部黏膜出血，造成分泌物中带血。

41.1.4 临床诊断

(1) 中医诊断

1) 以长期声音嘶哑、咽部干燥不适为主要症状。伴有咳嗽、咳痰等症。

2) 从事教师、演员、营业员等用嗓较多职业者易患本病。多以急性咽痛反复发作而转化而来,亦有长期发音过度,缓慢起病者。

3) 喉部检查黏膜多有暗红色充血肿胀或萎缩,声带肿胀、肥厚、声门闭合不密,或有声带肥厚。

4) 声带小结:两侧声带边缘在前中 1/3 处堆成性隆起。

5) 声带息肉:一侧或两侧声带上赘生物、质软,表面光滑。

(2) 西医诊断

1) 病史:患者有连续咽部不适感 3 个月以上的病史。

2) 结合患者咽部黏膜慢性充血,小血管曲张,呈暗红色,表面有少量黏稠分泌物或咽后壁多个颗粒状滤泡隆起,呈慢性充血状,咽侧索淋巴组织增厚呈条索状,或咽黏膜干燥、菲薄,覆盖脓性干痂,可诊断慢性咽炎。

41.2 耳针技术在慢性咽炎中的应用

41.2.1 临床取穴(图 104)

主穴 气管、口、肺、肾上腺、内分泌、咽喉。
配穴 阴虚火旺加神门;痰气交阻加肝、脾。

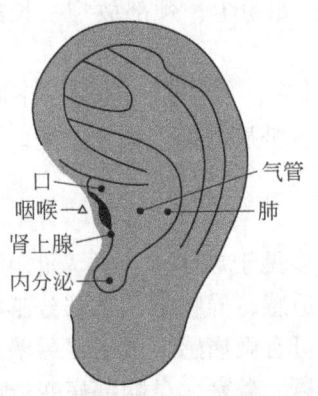

图 104 慢性咽炎的临床取穴

41.2.2 治疗方法

技术一　贴压疗法

用轻柔按摩手法，每隔1～2天换贴压另一侧耳穴。嘱患者每日自行按压耳穴时，不宜太重。10次为1个疗程，疗程间休息5～7天。

技术二　毫针疗法

耳穴敏感点进针，每次一侧耳穴，用强刺激泻的手法。每次留针30～60分钟，每10分钟行针1次。每日或隔日治疗1次，10次为1个疗程，疗程间休息5～7天。

技术三　磁疗法

将磁珠贴压在耳穴敏感点处，每次一侧耳穴，隔1～2日换贴压另一侧耳穴。3次为1个疗程，疗程间休息3～5天。

技术四　放血疗法

选耳背静脉，先按摩耳郭使充血，选择较明显的1条耳背静脉，用1寸毫针或小三棱针，每次针刺放血3～5滴。每日1次，每次一侧耳郭的1条静脉。3次为1个疗程，疗程间休息3～5天。此法多用慢性咽炎急性发作者。

42 牙痛

42.1 概述

42.1.1 概念

牙痛是指牙齿由各种原因引起的疼痛而言，为口腔疾患中的一种常见症状。牙痛可见于龋齿、牙龈炎、根尖周围炎、冠周炎、牙周炎和牙本身过敏等。遇冷、热、酸、甜等刺激时牙痛发作或加重，属中医的"牙宣"、"骨槽风"范畴。

42.1.2 病因病机

(1) 中医病因病机

本病多因风热之邪侵袭，郁于阳明化火，或因胃肠积热，火邪循经上扰，或肾阴不足，虚火上扰所致。亦有多食甘酸之物，口齿不洁，垢秽蚀齿而作痛者。

(2) 西医病因病理

引起牙痛的病因很多。牙本身的病变引起牙痛是最常见的原因之一，如龋齿、牙髓炎、牙根尖周炎、牙外伤、智齿冠周炎等；邻近器官病变可致牙痛，如上颌窦炎可引起牙的自发痛、叩击痛，但与冷热刺激无关；某些神经病变也可引起牙痛，如三叉神经痛、舌咽神经痛；全身性病变所致牙痛，如高血压、心脏病，有时也会引起牙痛；特殊环境所致的牙痛，如航空性牙痛、潜水型牙痛等，所以对主诉牙痛，但牙齿又无任何病变者，切不可盲目滥用止痛药了之，应及时去医院专科诊治。

42.1.3 临床表现

牙痛是本病的主要症状。致病原因不同，临床表现就不同，如牙周炎引起的牙痛，早期，牙龈发痒、不适、口臭，继之牙龈红肿、松软，容易出血，疼痛反复发作。日久牙龈与牙根部的牙周膜被破坏，形成一个袋子，叫牙周袋，袋内常有脓液溢出，炎症继续扩大，可成为牙周脓肿，病情加重，局部疼痛、肿胀，初为硬性，后变为软性，有波动感，可自行穿破，流出脓液，出脓后，疼痛可减轻，或反复发作，非常痛苦。

42.1.4 临床诊断

(1) 中医诊断

1）自觉牙齿或牙龈疼痛。一般上牙痛多与足阳明胃经有关，下牙痛多与手阳明大肠经有关。

2）根据病情、口腔检查进行诊断思考，如牙体被蚀，出现龋洞，成为龋齿。牙龈红肿疼痛、溢脓者，为牙痈。真牙尽牙处齿龈红肿疼痛，开口困难，溃后溢脓者，为牙咬痈。牙槽骨痛，久则腐溃不愈，或穿腮、排出腐骨者，为齿槽风。牙龈红肿、溃烂疼痛，或有腐臭脓血溢出者，为牙疳。龈肉萎缩，牙齿松动，常渗血渗脓者，为牙宣。牙龈赘生肿物、坚硬、出血、溃烂者，多为牙岩。

3）根据临床需要，进行必要的检查，如调摄片、CT扫描、病理切片等，以明确诊断。

(2) 西医诊断

1）视诊：患者所述疼痛侧上下颌牙齿有无龋坏，应特别注意检查牙齿邻面颈部，牙齿相嵌部位、重叠处及一切隐蔽部位，义齿基牙、不良修复体边缘处的牙体组织，佩戴全冠并且冠颌面已被磨穿的牙齿。

2）叩诊：垂直及侧方叩诊有的不适或疼痛。

3）咬诊：正中、前伸及侧方颌有无早接触，有无咬颌不适或咬颌痛。

4）牙髓活力测验：有无异常（包括温度测试或电活力测试）。

5）扪诊：可疑患者牙根尖部有无扪痛、肿胀及其质地和范围，上颌窦区及颞颌关节区有无压痛，颌下淋巴结扪诊有无疼痛。

6）X线检查：充填体与髓腔的距离，充填体与洞壁间是否存在密度降低区；有无邻面龋、髓石、牙内吸收、牙外吸收、牙根纵裂及牙折；根分歧及根尖周有无病变，牙槽嵴顶及根周骨硬板有无破坏。

7）其他：必要时请有关科室会诊，以除外心血管、血液、精神等全身性疾病。

42.2 耳针技术在牙痛中的应用

42.2.1 耳穴诊断

内容见图105。

42.2.2 治疗选穴（图106）

主穴 垂前、牙、颌、三焦。

配穴 风火牙痛加肺、大肠；胃火牙痛加胃；虚火牙痛加肾、神门、膀胱。

牙穴呈点状红晕或暗红，边缘清楚，若压痛明显者，多为牙周炎；从口、食管至气管穴呈片状白色水肿，触之凹陷，颌穴隆起水肿，压痛明显，压痕反应者为牙周出血；牙穴呈白色，中有红点，或颌穴呈点状皱褶，压制凹陷者为龋齿

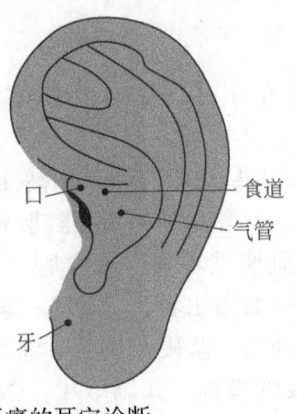

图105 牙痛的耳穴诊断

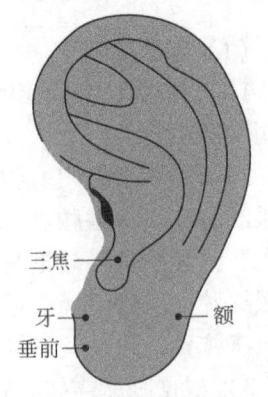

图106 牙痛的临床取穴

42.2.3 治疗方法

技术一 毫针疗法

耳穴敏感点进针，每次一侧耳穴，用强刺激泻的手法。每次留针30～60分钟，每10分钟行针1次。每日或隔日治疗1次，10次为1个疗程，疗程间休息5～7天。

技术二 磁疗法

将磁珠贴压在耳穴敏感点处，每次一侧耳穴，隔1～2日换贴压另一侧耳穴。3次为1个疗程，疗程间休息3～5天。

技术三 贴压疗法

将王不留行籽贴压在耳穴敏感点处，每次一侧耳穴，隔1～2日换贴压另一侧耳穴。3次为1个疗程，疗程间休息3～5天。

43 耳鸣、耳聋

43.1 概述

43.1.1 概念

耳鸣是指自觉耳内鸣响，高音者似蝉鸣（听觉器质性病变）、低音者（听觉功能紊乱）久之成耳聋；耳聋是听觉失聪，轻者听而不真称之重听；重者不闻外声谓之"全聋"，耳聋分传导性聋、感音神经性聋及混合性聋三类。

43.1.2 病因病机

(1) 中医病因病机

本病多因风邪侵袭，壅塞耳窍，或因情志不畅，肝胆火旺，循经上犯，经络痹阻，或因肾虚气弱，精气不能上达于耳所致。

(2) 西医病因病理

耳鸣的主要病理部位发生在耳蜗，由于内耳供血障碍，导致基膜上某处外毛细胞损伤，耳蜗毛细胞兴奋异常，毛细胞的电活动不同步，邻近健康的外毛细胞代偿性地增加本身的摆动，这样过度的活动引起过听阈而被感知耳鸣，或耳蜗或蜗神经病变部位，可出现自发性放电，而抑制性神经纤维，传入冲动减少，在听觉传导及听觉中枢出现功能受阻，从而使皮质活动增强，产生耳鸣。耳聋的原因复杂，传导性聋是因为外耳、中耳传音结构发生病变，声波传入内耳发生障碍；感音神经性聋是因为内耳蜗神经发育不全所致，或妊娠期受病毒感染，或服用耳毒性药物引起，或分娩时受伤引起等。

43.1.3 临床表现

耳内鸣响，似蝉鸣或海潮声；听觉失聪，或不闻。病因不同有不同的兼症。

43.1.4 临床诊断

(1) 中医诊断

1) 根据耳鸣的症状，来进行鉴别诊断；
2) 同时依据舌象脉象来进行临床分型；

3）可结合听力检查和外耳道及鼓腮检查辅助诊断。

(2) 西医诊断

1）耳鸣多为一种主观感觉，难以检测，但可以用纯音听力计进行频率匹配及响度平衡的方法测出耳鸣的强度和频率。

2）客观性耳鸣可用助听器或听诊器检查。

3）若怀疑有腭肌阵挛者，可利用肌电图检查，将电极放入肌肉内，记录肌肉活动时电位改变与耳鸣的关系。

43.2 耳针技术在耳鸣中的应用

43.2.1 耳穴诊断

内容见图107。

43.2.2 临床取穴（图108）

主穴 肾、肝、胆、三焦、内耳、外耳、颞、皮质下。

望诊 内耳、肝、肾穴呈点片状白色，常可见暗红色皱褶，有光泽；心穴有时可见环形皱褶

触诊 内耳、肝、肾、心、肝阳穴压痛

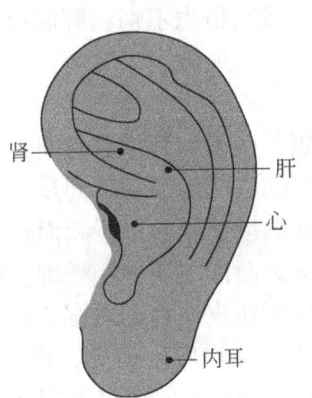

图107 耳鸣的耳穴诊断

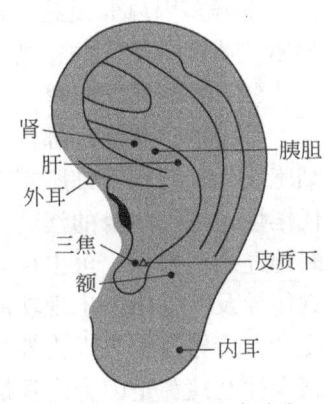

图108 耳鸣的临床取穴

43.2.3 治疗方法

技术一 贴压疗法

手法用平补平泻法，每次一侧耳穴，隔日或每日换压另一侧耳穴。7次为1个疗程。

技术二　毫针疗法

手法用强刺激泻法。每日 1 次，留针 30 分钟，每 10 分钟行针 1 次。每次针一侧耳穴，两耳交替，直至痊愈。

44 戒断综合征

44.1 概述

44.1.1 概念

戒断综合征指停用或减少精神活性物质的使用后所致的综合征,临床表现为精神症状、躯体症状或社会功能受损。精神活性物质指来自体外、影响大脑精神活动并导致成瘾的物质,包括酒精、阿片类、大麻、镇静催眠药、抗焦虑药、中枢兴奋剂、致幻剂等。

44.1.2 病因病机

在正常生理状态下,人体会分泌一些内源性阿片样物质,与体内各型阿片受体的亲和力处于一种相对恒定的基础水平。当吸食大麻、可卡因、阿片类等毒品时,大量的外源性阿片样物质进入体内与阿片受体结合,反馈性地抑制机体内源性阿片肽的释放,破坏了基础平衡。当毒品等戒断时,尽管外源性阿片物质对内源性阿片肽释放的抑制开始解除,但内源性阿片肽在细胞内合成与释放恢复还需一段时间,尚不能发挥正常的生理功能,因而产生一系列的戒断现象。

酒精戒断综合征(AWS)的发生可能与乙醇刺激的突然解除造成脑内 r-氨基丁酸(GABA)抑制效应的降低及交感神经系统被激活所致。烟民往往都有烟瘾,这主要是尼古丁长期作用的结果。尼古丁就像其他麻醉剂一样,刚开始吸食时并不适应,会引起胸闷、恶心、头晕等不适,但如果吸烟时间久了,血液中的尼古丁达到一定浓度,反复刺激大脑并使各器官产生对尼古丁的依赖性,此时烟瘾就缠身了。若停止吸烟,会暂时出现烦躁、失眠、畏食等所谓的"戒断症状",加上很多吸烟者对烟草产生一种心理上的依赖,认为吸烟可以提神、解闷、消除疲劳等,所以烟瘾越来越大,欲罢不能。

44.1.3 临床表现

1)酒精戒断综合征:单纯性戒断症状,通常停饮4~8小时后可出现坐立不安、出汗、心动过速、震颤、恶心、呕吐、易激动等。癫痫样发作。震颤谵妄,通常是两侧性,早晨较明显,所以称为晨间震颤。严重者还可出现震颤谵妄,表现有出现大量丰富的幻觉,以幻视为主,可伴有幻听和幻触等。有时还可有体温升高,称发热性震颤谵妄,多发生于停饮 3~5 天后,可有严重的听幻觉和视幻觉、定向障碍、注意缺损和失眠,如果坚持戒酒的话,多在戒酒后第 5 天到第 7 天自行消失。若不加治疗,可因呼吸或心力衰竭而死亡。

2)戒烟引发的病症(依赖戒断综合症):心急、胸闷、咳嗽、短暂健忘、无精神、发胖、发抖等。

44.1.4 临床诊断

1)急性戒酒综合征(acute alcohol withdrawal syndrome)发生在长期(2~3周以上)大量饮酒,突然停止饮酒或明显减量时,主要表现为震颤、谵妄、抽搐、意识混乱、精神运动和自主神经过度兴奋,依据病史及典型临床表现,诊断一般不难,脑电图检查、颅脑、胸部 X 线照相和 CT 扫描,有助于鉴别诊断。

2)戒烟综合征诊断要点:长期吸烟史;临床症状紧接于停止吸烟之后。常见有精神委靡、口淡乏味、呕吐流涎、不思饮食、出汗流泪、肌肉发抖、疲乏无力,或烦躁不安、抽搐谵妄、失眠震颤、腹痛腹泻,甚或虚脱等。而且常规的对症药物难以奏效。

44.2 耳针技术在戒断综合征中的应用

44.2.1 耳穴诊断

内容见图 109。

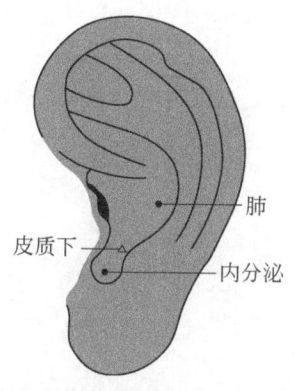

望诊 肺、内分泌、皮质下可见边缘清晰之充血或瘀斑
触诊 肺、内分泌压痛

图 109 戒断综合症的耳穴诊断

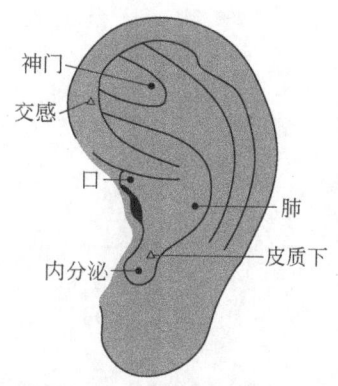

图 110 戒断综合症的临床取穴

44.2.2 治疗选穴（图110）

主穴　口、肺、神门、皮质下、交感、内分泌。

配穴　戒烟综合征可加气管、肺；戒酒综合征可加肝。烦躁不安者加心、肝；不思饮食加胃；疲乏无力加肾上腺、脾。

44.2.3 治疗方法

技术一　毫针疗法

先用2%的碘酒溶液消毒耳穴部位皮肤，再用酒精消毒脱碘，毫针刺法，留针30分钟，间歇捻针，每日1次。

技术二　压丸疗法

先将王不留行籽贴在0.6cm×0.6cm大小胶布中央，用镊子夹住贴敷在已选的耳穴上，每日自行按压3~5次，每次每穴按压30~60秒，3~7天更换一次。

45 晕车、晕机、晕船

45.1 概述

45.1.1 概念

晕车、晕船、晕机属于晕动病,是乘坐火车、汽车、乘坐轮船或乘飞机旅客中常发生的一种病症,表现为恶心、呕吐、面色苍白、出冷汗、疲倦不适等,其发生机制是某些运动影响半规管的结果。

45.1.2 病因病机

(1) 中医病因病机

本病与脾胃虚及对汽油等异味过敏有关。晕动病是指多由情志不畅,饮食饥饱失常,或禀赋气机不调,加之乘坐舟车运动,导致气机逆乱,痰浊上犯。

(2) 西医病因病机

人体在上下和左右的直线运动时刺激前庭器的内耳膜迷路的椭圆囊和球囊的囊斑,而在旋转运动时则刺激3个半规管毛细胞。囊斑和毛细胞受到不正常的过度刺激所引起的神经冲动,依次由前庭神经传至前庭神经核、小脑和下丘脑。

45.1.3 临床表现

本病常在乘车、航海、飞行和其他运行数分钟至数小时后发生,初时感觉上腹不适,继有恶心、面色苍白、出冷汗,旋即有眩晕、精神抑郁、唾液分泌增多和呕吐,可有血压下降、呼吸深而慢、眼球震颤,严重呕吐引起失水和电解质紊乱,症状一般在停止运行或减速后数十分钟或几小时内消失或减轻,亦有持续数天后才逐渐恢复,并伴有精神委靡、四肢无力,重复运行或加速运动后,症状又可再度出现,但经多次发病后,症状反可减轻,甚至不发生。

45.1.4 临床诊断

(1) 中医诊断

体征:初起患者有眩晕、出冷汗、面色苍白、精神抑郁。前庭受刺激后影响网状结构引起血压下降和呕吐。前庭神经核通过内侧纵束纤维至眼肌运动核引起眼球震颤。小脑和下丘脑受神经冲动后引起全身肌肉张力改变。

(2) 西医诊断

1）乘坐舟车或飞机时，因摇摆、颠簸、旋转等加速运动诱发。停止坐车、坐船或坐飞机后可恢复正常，再次乘坐后又可复发。既往有反复多次类似发作史。

2）一般先有疲乏感及头晕目眩、流涎、吞咽动作增多，继而恶心呕吐。部分患者伴有视物模糊、前额疼痛。

3）严重者可伴面色苍白、全身冷汗、眼球震颤、血压下降、脉搏时数时缓等症。

45.2 耳针技术在晕车、晕船、晕机中的应用

45.2.1 耳穴诊断

内容见图101。

45.2.2 治疗选穴（图111）

主穴 枕、胃、神门、内耳、皮质下。

配穴 恶心呕吐者加耳中；头晕甚者加枕、神门；汽油异味敏感者加风溪、肺、内鼻。

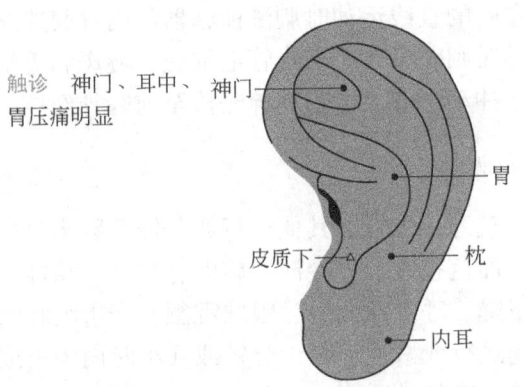

图111 晕车晕船晕机的临床取穴

45.2.3 治疗方法

耳穴压丸、埋针疗法

凡有晕车、晕船、晕机史者，可在乘坐前30~60分钟，用压丸、埋针疗法等常规处理，并在途中不断按压，以加强刺激，保持疗效。

46 竞技综合征

46.1 概述

46.1.1 概念

竞技综合征是指在竞技，如比赛、考试前或竞技过程中所出现的失眠、头痛、头晕、心悸、烦躁、口干、食欲缺乏、恶心呕吐、腹泻、便秘、痛经或月经紊乱、手指震颤、小腿痉挛甚至昏厥等症。

46.1.2 病因病机

（1）中医病因病机

本病多因思虑过度，气机郁滞，累及脾气和肝气，若脾气受损，就会产生食欲缺乏、腹胀，若肝气郁结，就会郁闷不舒。

（2）西医病因病理

本病多由于个人心理压力和社会环境影响等多种因素的刺激，使心理失衡，情绪变化，并通过自主神经、内分泌系统作用而引起人体一系列的生理异常变化。

46.1.3 临床表现

临床表现主要有失眠、头痛、头晕、心悸、烦躁、口干、食欲缺乏、恶心呕吐、腹泻、便秘、痛经或月经紊乱、手指震颤、小腿痉挛甚至昏厥等症。学生在考前或考中出现记忆力下降、书写困难、视力模糊、尿频尿急等症状。

46.1.4 临床诊断

本病主要根据病史及临床症状来辨别疾病，经各项检查并未发现器质性病变，实验室检查多为正常指标。

46.2 耳针技术在竞技综合征中的应用

46.2.1 治疗选穴（图112）

主穴 心、肾、皮质下、额、缘中、神门。

配穴 食欲缺乏者加口、胃、脾；失眠者加垂前；头晕头痛者加枕、耳尖放血、颞；严重失眠者加垂前；肢体震颤痉挛者加肝；痛经者加内生殖、交感、腹；健忘乏力者加肾上腺、额。

46.2.2 治疗方法

技术一 埋针疗法

将揿针埋于耳部穴位，选主穴 2～3 个和配穴 1～2 个组成方子，埋针后嘱患者每日按压埋植针体 3～4 次，每次 2 分钟，宜在竞技前 6 天或有症状时施术，需一直坚持治疗到竞技结束。

技术二 贴压疗法

王不留行籽贴压，选单侧耳穴交替进行或双侧耳穴同时贴压均可，每次选 4～5 个耳穴进行治疗，贴压后嘱患者每日自行按压，其余要求同埋针疗法。

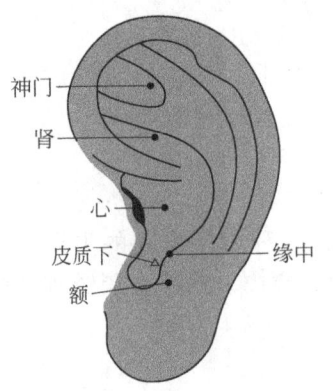

图 112 竞技综合征的临床取穴

47　药源性不良反应

47.1　概述

47.1.1　概念

药源性不良反应是指药物对机体产生的有害和不期望产生的反应，可能引起机体的生理变化紊乱或结构改变等，给患者带来痛苦和危害。自从临床上大量和广泛应用抗生素、磺胺类、激素类等药物，尤其是肿瘤患者对化疗、放疗的接受以来，各种各样的不良反应屡见不鲜，严重损害人们内脏、神经、血管，甚至造成终身残疾，现代医药对这些毒性作用和变态反应，至今并无很好的对策。

47.1.2　病因病机

1）功能性改变：如抗胆碱药和神经节阻断药可引起无力性肠梗阻，利舍平引起心动过缓等。

2）器质性改变：与非药源性病无明显差别，也无特异性，因此，鉴别诊断不能根据病理，主要依靠药源疾病诊断要点。其包括有炎症型（如各型药物性皮炎）、增生型（如苯妥英钠引起的皮肤萎缩、皮肤变薄），血管型（如药物变态反应引起的血管神经性水肿），血管栓塞型（如血管造影剂引起的血管栓塞），赘生型（如药物致癌变）等。

47.1.3　临床表现

经放疗、化疗或其他药物治疗后，患者出现头晕、恶心、贫血、耳鸣等中毒症状。

47.1.4　临床诊断依据

①以前对这种反应有结论性报告，即是否在动物实验或临床研究和应用中已经肯定过的反应；②反应的发生和用药之间有时序性；③撤药事件，即反应在撤药或用特异性对抗药后获得改善；④激惹现象，即再次用药又发生反应；⑤排除其他原因引起的可能性；⑥结合临床表现、病理学检查、生化检查、血药浓度检测等都是诊断的依据。

47.2 耳针技术在药源性不良反应中的应用

47.2.1 耳穴诊断

在相关耳穴可出现形态颜色的变化。

47.2.2 临床取穴（图113）

主穴 内分泌、肾上腺、皮质下、胃、枕、神门。
配穴 失眠者加神门、缘中；发热烦躁者可耳尖放血、心。

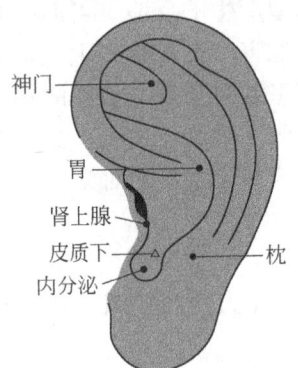

图113 药源性不良反应的临床取穴

47.2.3 治疗方法

技术一 贴压疗法

将王不留行籽贴压于耳穴，选双侧耳穴，每3日更换耳穴1次，嘱患者每日按压贴压部位3~4次，每次2分钟，10次为1个疗程。

技术二 贴膏疗法

将可刺激耳穴、疏通经络、调和气血的膏药切成0.4cm×0.6cm的小方块，贴于耳穴，压紧慎防漏气，每次贴一侧耳穴，3天后更换对侧耳穴。

48 戒烟

48.1 概述

吸烟给人体健康带来严重威胁，可增加肺癌、口腔癌、唇癌、支气管炎、冠心病、高血压等疾病和胎儿畸形的发病率。据英国普查，每年大约5万人的死亡是吸烟的直接结果，其中一半是死于心血管疾病，并且主要是冠心病。单凭吸烟未必能导致冠心病，但如果有高血压和高胆固醇症同时存在，吸烟将是一个重要的附加危险。妇女吸烟能引起月经紊乱和绝经期提前，孕妇吸烟还易引起流产和早产。

中医学认为，"烟"是一种有毒物质，长期吸入导致机体阴阳失调，气血逆乱，可损伤脾肺。

刺激耳穴可致大部分戒烟者对烟味产生异常感觉，或觉味苦，或口淡、头痛，或觉烟味呛而厌恶其味，以致最终放弃抽烟。接受本法治疗者需有决心。根据南京医学院陈巩荪报道，耳穴埋针近期效果优于远期效果，近远期之全戒率均在 35.11% ~ 44.32%。

48.2 耳针疗法在戒烟中的应用

48.2.1 临床取穴（图114）

主穴 口、神门、肺、交感。
配穴 内分泌、肝、皮质下。

48.2.2 治疗方法

技术一　毫针刺法

先用2%的碘酒溶液消毒耳穴部位皮肤，再用酒精消毒脱碘，在选择穴区内找敏感点，然后毫针刺入，留针30分钟，间歇捻针，每日1次，10次为1个疗程。

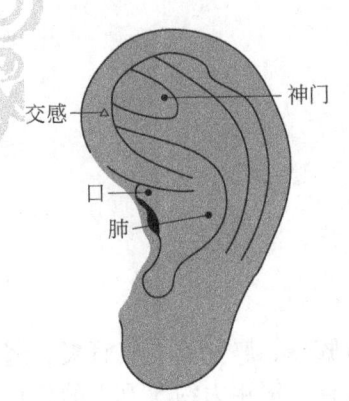

图114 戒烟的临床取穴

技术二 贴压疗法

先将王不留行籽贴在0.6cm×0.6cm大小胶布中央，用镊子夹住贴压在已选的耳穴上，每日自行按压3～5次，每次每穴按压30～60分钟，3～7天更换一次。

技术三 埋针疗法

选穴同耳穴毫针刺法，每次留针3～4天，在欲发作前2～6小时前刺激穴位，每次3～5分钟，患者有痛、胀和热感，每次一侧耳穴，两耳交替，直至痊愈。